孩子长高
从吃开始

大嘴妈妈育儿工作室　主编

中国医药科技出版社

图书在版编目（CIP）数据

孩子长高　从吃开始 / 大嘴妈妈育儿工作室主编 . — 北京：中国医药科技出版社，
2015.1

ISBN 978-7-5067-7015-6

Ⅰ.①孩…　Ⅱ.①大…　Ⅲ.①青少年 – 身高 – 生长发育 – 基本知识　Ⅳ.① R339.31

中国版本图书馆 CIP 数据核字 (2014) 第 210167 号

孩子长高　从吃开始

美术编辑　陈君杞

版式设计　大隐设计

出版　中国医药科技出版社

地址　北京市海淀区文慧园北路甲 22 号

邮编　100082

电话　发行：010-62227427　邮购：010-62236938

网址　www.cmstp.com

规格　710×1020mm $\frac{1}{16}$

印张　11$\frac{3}{4}$

字数　168 千字

版次　2015 年 1 月第 1 版

印次　2015 年 1 月第 1 次印刷

印刷　北京市密东印刷有限公司

经销　全国各地新华书店

书号　ISBN 978-7-5067-7015-6

定价　28.00 元

本社图书如存在印装质量问题请与本社联系调换

内容提要

　　您是否对自己孩子的身高不满意，甚至着急上火？您是否为了寻找其中的原因和解决的办法遍访亲友？面对众多的增高方法，您是否又感到困惑？怎样做才能让孩子长得更高一些？这些让您迷茫的问题本书将为您一一解答，书中还系统地介绍了饮食与孩子身高的关系，并提出了专业的增高建议和指导。

　　关注孩子的身高，就是关注孩子的未来。从看到这本书开始做起，来得及！

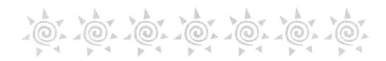

Contents 目录

第一章 吃什么能让孩子长得更高

第二章 维生素，让孩子长高的小帮手

第三章 无机盐和微量元素，一个也不能少

第四章 壮骨食谱精选

第五章 影响发育的常用疾病防治食谱

一、佝偻病　77

二、小儿消化不良　81

三、小儿厌食症　　101

四、小儿疳积　118

五、肠道寄生虫　125

六、营养不良　　133

1. 营养不良的饮食调养 / 133

2. 营养不良防治食谱 / 135

七、小儿肥胖　149

1. 小儿肥胖的饮食防治 / 149
2. 小儿肥胖防治食谱 / 149

第一章 吃什么能让孩子长得更高

一、制定一个帮孩子长个儿的营养计划

儿童的健康和身高是家庭乃至社会共同关注的问题。一般正常的孩子在青春发育之前，1年应长高5～6厘米，如1年生长速度低于4厘米则属于生长缓慢。身材的矮小，除与遗传因素有关外，多是由疾病所致，如营养不良、慢性内科疾病、染色体异常、代谢障碍、骨骼疾病及内分泌疾病等。如果纠正了某项影响身高增长的不良因素，就有希望使一部分身材矮小的人在可能的范围内长高。

青少年都向往有个挺拔的身材，经常想能否长得更高一些。一个人的身高是由什么决定的呢？首先是遗传。有研究表明，人身材的高矮约60%取决于父母亲的遗传特性，即由遗传基因所决定的。骨骼发育虽然受遗传基因的控制，但也不是完全"命中注定"的，也有它可塑性的一面。后天条件的变化，如体育锻炼、劳动、营养状况等都会影响骨骼形态和结构的变化，能否科学地抚养孩子，可以使其身高相差十几厘米。

孩子与成人不同，他们除了活动量大、消耗能量多之外，还需要"长"，因而更迫切需要足够的"建筑"身体的"材料"——各种营养素。

蛋白质是长身体的最佳"建筑材料"。一般成人每天需要蛋白质80克左右，孩子的需要量相对更大些，不仅要保证数量，还需讲究质量，因此应食用含必需氨基酸比较完全的优质蛋白，如蛋类、鱼类、肉类、乳类、豆类等。已有研究证明，赖氨酸是人体组织蛋白合成所需的最主要的氨基酸之一，为少儿生长所必需，故需要量要比成人高数倍。

钙是组成骨骼的主要原料，学龄前儿童每天需要量为600毫克，小学生为800毫克，中学生为1200毫克。若每天膳食中的钙供不应求，婴幼儿就会发生软骨病，学龄儿童就长不高。所以，给幼儿和学龄儿童添加适量钙质和

鱼肝油，对身材发育有好处。

锌是一种多功能的微量元素，参与了一百多种酶的组成或激活。体内若缺乏锌，新陈代谢就受阻，导致生长停滞，身材矮小。多吃些海味和肉类食物，可以补充较丰富的锌。

维生素 A 和维生素 D 与钙的吸收有关。提倡孩子多到户外活动，呼吸新鲜空气，晒晒太阳，阳光中的紫外线能使皮肤中的 7- 脱氢胆固醇转变成维生素 D，从而促进钙的吸收。

多吃糖会影响长高。一方面，糖吃得过多，会降低食欲，孩子吃得少了，获取的营养也少，原料不足，个子就不能长高。另一方面，糖吃得过多，使体内环境变成弱酸性，而正常的机体环境是呈弱碱性的，为了恢复正常状态，就要消耗一部分钙，从而影响骨骼的生长。

不吃早餐也会影响长高。不吃早餐或吃得过少，体内会发生"能源短缺"。为了应付学习和活动的能量消耗，就不得不动用体内贮备的能源物质，包括蛋白质，这好比拆掉房子当柴烧，长此下去，体内蛋白质匮乏，也就长不高了。

有了充足的营养，不等于一定能长高。如果不运动，一部分营养素只能转变成脂肪，使身体"横向发展"。体育锻炼可促进骨骼的生长，可促进激素包括生长激素的分泌，从而有利于长高，鼓励孩子蹦蹦跳跳是促进长高的积极因素。球类、田径运动可促进下肢长骨的生长，对身高的影响最显著。

总之，除了遗传因素外，营养是促进长高的物质基础，运动是调节的动力，只有多方面的互相配合，才能使孩子长得高大结实。

二、随手可得的增高食品

（1）鱼子，含有大量的蛋白质、脑磷脂及微量元素钙、磷、铁等，还含有多种维生素，营养极其丰富，是人体大脑和骨髓的良好滋养剂，尤其对儿童的生长发育极为重要，可促使身材增高、体型健美。众所周知，一颗鱼子若得到正常孵化，到时候，就是一条活灵活现的小鱼，它包含了形成鱼的所有营养成分。据国外《食品科学》报道，对日本鲑、鲷、鲻鱼、日本鲭、沙丁鱼、鲱鱼、大马哈鱼、大西洋鳕鱼、黄鲹鰊、牙鲆、赫尼黄盖鲽、油鲽等十多种鱼类和乌贼，以其卵和鱼肉，分别比较了 16 种氨基酸，鱼卵的营养价值与鱼肉是相当的，在有些项目上，鱼卵的营养价值比鱼肉还好一点。因此，从营养学的角度上看，应该让儿童吃上更多无毒的鱼子，只是要提醒孩子，吃鱼子时在口内要多咀嚼，慢慢地吃。但有一些鱼子是有毒的，例如河豚子，那是不宜食用的，千万不可误食。

（2）动物骨，以羊骨为例，其性味甘、温，有补肾、强筋骨之功效。羊骨骨质中含有大量的无机物，其中一半以上是磷酸钙。此外，又含少量的碳酸钙、鳞酸镁和微量的氟、氯、钠、钾、铁、铝等。氟含量虽然很少，但却是羊骨的重要成分。羊骨中的有机物有骨胶原、骨类黏蛋白、弹性硬蛋白样物质，还有中性脂肪（量比较多）以及磷脂和少量的糖等。猪骨的主要成分与羊骨相似。动物骨煮的汤，含有丰富的钙质，是补虚补钙、妇女产后恢复、妇女怀孕及哺乳期间、小儿补钙的佳品。钙是人体发育中的重要元素之一，特别是婴儿缺钙时，生长发育会受到影响。因此，孕妇和哺乳期的妇女进食猪骨头汤，有助于胎儿及婴儿生长发育。

（3）鸡蛋，性味甘、平。鸡蛋的营养价值高，含有蛋白质、脂肪、核黄素、卵磷脂、钙、磷、铁和维生素 A、维生素 B_1、维生素 B_2、维生素 D 等物质。鸡蛋中所含的蛋白质是食物中生理价值最高的蛋白质，被营养学家称为完全蛋白质。鸡蛋中的脂肪集中在蛋黄内，多为中性脂肪，易于消化吸收，部分为卵磷脂和卵黄素，少量为胆固醇，对神经系统及身体生长发育，尤其对婴幼儿和青春前期的增高大有好处。鸡蛋中还含有多种维生素和矿物质，人体利用率极高，也是增高不可缺少的营养物质。营养专家认为，鸡蛋与牛奶、大豆、蔬菜合吃，可明显提高鸡蛋的营养价值，使营养成分更加全面，更加有利于增高。

（4）淡菜，性味咸、温，有补肝肾、益精血、消瘿瘤之功效。淡菜不仅肉味佳美，可炖肉、余汤、烧菜等，而且还是具有众多疗效的水产品。波利尼西亚的渔民常年生活在气候十分潮湿的海岛上，令人惊讶的是那里的人没有一个患风湿病的，据分析，与该地区的渔民常年喜食淡菜有关。现代营养

3

学分析，淡菜蛋白质含量特高，干品达 59%，其营养价值高于虾、蟹、海参、干贝，有"海中鸡蛋"之称。淡菜中所含脂肪、蛋白质、矿物质、碳水化合物及维生素等的量都大大超过黄鱼中的含量。淡菜还含有大量的碘，每 100 克食部含碘 120 微克，这是对胎儿、婴幼儿、青少年的生长发育极好的保健食品（胎儿可以通过孕妇的食服而获得）。淡菜所含的脂肪中不饱和脂肪酸较多，特别是二十碳四烯酸占 16.6%。二十碳四烯酸是人体内不能合成的、由食物供给的必需脂肪酸的一种。而必需脂肪酸对于维持正常机体的生理功能很重要，能促进发育，对皮肤有保护作用，还有降低胆固醇的作用。

（5）蚌肉，性味甘、咸、寒。《随息居饮食谱》谓其"清热滋阴，养肝凉血"。蚌肉含有蛋白质、脂肪、糖类、钙、磷、铁及维生素 A、维生素 B_1、维生素 B_2 等成分，尤以含钙量为高（内鳃板及外鳃板的含钙量最多）。由于蚌肉有营养价值，可制菜肴，还有药用价值，而且又价廉物美，深受人们的喜爱。缺钙、缺铁等营养障碍引起的身材矮小比较多见，经常服用蚌肉，有助于青春发育初期的孩子增高。

（6）花粉，是植物雄蕊所产生的"精子"，它体积很小，呈颗粒状。每年春天及夏末秋初，花粉生长得最旺盛。中国是世界上最早发现、利用和研究花粉的国家。花粉作为营养性食物及美容剂，在我国历史悠久。花粉在日本有"黄金般食品"的美誉，在欧洲被称为"全新营养性食品"。近代科学研究证实，花粉中含有 8%～40% 的蛋白质，20 种人体所需的氨基酸以及 8 种人体必需的氨基酸，而且这 8 种氨基酸的含量相当高，是牛肉、鸡蛋含量的 4～6 倍。花粉中还含有维生素 B、维生素 C、叶酸、泛酸等 15 种维生素，尤其是水溶性的 B 族维生素、维生素 C 和肌醇，比蜂蜜的含量竟高 100 倍;还含有钙、磷、铁、铜、钾、锌等 14 种人体不可缺少的矿物质和 50 种以上的酶、辅酶及活性物质。此外，花粉中还含有生长素、抗生素、糖，花粉还有类似于激素样的作用。花粉不仅是一种营养成分丰富、营养价值极高的天然补品，而且有很高的药用价值。从 20 世纪 70 年代末到 80 年代，国际上曾掀起了一股花粉热。经常服用花粉，可以增强体力和精力，并可调节新陈代谢，促进儿童的生长发育，提高人体的免疫功能，增强机体对疾病的抵抗力。花粉主要是制成口服液或加入多种食品中制成糕点内服。

三、易学易做的增高食谱

黑豆蒸排骨

原料：黑豆 100 克，猪排骨 500 克，豆瓣酱、酱油、盐、花椒、生姜各适量。

制法：将黑豆用水泡胀置碗中；猪排骨用豆瓣酱、酱油、盐、花椒、生姜等拌和均匀，放于黑豆上，蒸至烂熟。分 2 次吃完（骨酥软者尽量嚼食）。

功效：补肾固齿。适用于龋齿，症见牙釉受损、牙表面粗糙、无光泽或变棕色、黑色或有小、浅龋洞；儿童常见体虚、发育不良等症。

杞精炖鹌鹑

原料：鹌鹑 1 只，枸杞子、黄精各 30 克，盐、味精少许。

制法：将鹌鹑宰杀，去毛及内脏，洗净，枸杞、黄精装鹌鹑腹内，加水适量，文火炖酥，加盐、味精适量调味即成。弃药，吃肉喝汤，每日 1 次。

功效：滋养肝肾，补精益智、强化筋骨、益智强身。有助于小儿发育、增进食欲、提高记忆力。

栗子泥

原料：生板栗 500 克，白糖 250 克。

制法：将栗子水煮半小时，待冷去壳后放碗内再蒸半小时，趁热放锅内，加糖，压成泥状。当作点心随时服食。

功效：补肾养胃，强筋壮骨。可作为儿童及青少年之保健膳食。

宜忌：消化不良、湿热内蕴、颜面水肿者不宜用。

五香糖醋排骨

原料：猪排骨 500 克，陈皮 10 克，葱、姜各 9 克，白糖 25 克，香油、醋各 15 克，酱油 50 克，盐、料酒、大茴香各少许，水适量。

制法：

①先将排骨洗净，剁成 3 ~ 4 厘米长的小节，葱、姜、陈皮洗净，葱切段，姜切片。

②然后置锅于旺火上，加入适量水及排骨、葱、姜、陈皮、

五香糖醋排骨

大茴香、糖、醋、酱油、香油、料酒、盐等，煮沸后撇去水面浮沫，并改中火炖至排骨肉熟软易离骨时，再改文火收汁，至浓即成。佐餐食用。

功效：富含钙、磷，有促进骨骼生长发育之效。适用于身材矮小及长牙过晚儿童食用。

酒煎杞子鲤鱼

原料：鲜鲤鱼约750克重（1条），枸杞子20克，葱100克，姜25克，绍酒、香油各100克，味精3克，盐、粉芡、高汤各适量。

制法：

①将鲤鱼宰杀去鳞、鳃，剖腹去肠杂洗净；枸杞子、葱、姜洗净；葱切成花、姜切成粒。

②然后将锅置旺火上，锅热后放入香油，将葱花、姜粒炸一下后即入鱼，将其煎翻两次，至鱼熟加入适量高汤及枸杞，待汤开，稍停火一会儿。

③最后改用中火收汁，勾入少量流水芡，放入绍酒煮沸即成。佐餐食用。

功效：富含钙、磷，可解生长发育中因钙、磷缺乏，生长缓慢之忧。

芝麻椒盐虾

原料：鲜虾仁200克，鸡蛋2个，白芝麻20克。粉芡75克，味精3克，花椒、盐、水各适量。

制法：

①先将芝麻洗净，沥干，放热锅中炒香；花椒炒焦，加入细盐混匀后再共炒，磨成粉末。

②之后将虾仁洗净、沥干；鸡蛋打破；蛋清蛋黄倒入一大碗搅匀，加入芡粉、盐、味精和少量水共调成糊，随之放入虾仁，拌匀。

③最后将锅置中火上，待锅热加入香油，当烧至五成热时再陆续放入虾仁，使炸成柿黄色时起锅，在虾仁上撒上芝麻、椒盐

即成。佐餐食用。

功效：具补肾壮阳之效。富含钙、磷等营养素，有助于青少年身体健康和成长发育。

淡菜炖蛋

原料：鸡蛋2个（约重100克），淡菜20克（干品），精盐、葱花、麻油各少许。

制法：

①将淡菜用清水洗净，放入盛有沸水的碗中，浸泡涨发。

②待淡菜涨发透后，用刀切成细末，待用。取瓷碗1只，放入盐、葱花，打入鸡蛋，用筷子将鸡蛋打散，冲入开水或做饭时余下的米汤，撒入淡菜末，上笼，淋上麻油，撒上胡椒粉少许即成。

功效：孕妇、乳母经常服食，对胎儿、婴儿有促进生长发育作用。

淡菜煨猪肉

原料：猪五花肉400克，猪油25克，淡菜50克，葱、酱油、黄酒、白糖、生姜、精盐、胡椒粉各适量。

制法：

①将淡菜用清水淘洗后，放入汤碗中，用开水泡开，使其回软，洗净，待用。

②猪肉用刀改切成3厘米见方的块。取锅，放入清水及猪肉块，上旺火烧沸后，撇去浮沫，将猪肉捞起，用温水洗净猪肉上的油污杂物。

③原锅去水，洗净，上旺火烧热，用油少许泣一下锅，重新舀入猪油，投入生姜、小葱，煸炒起香。放入猪肉、黄酒、酱油，煸炒一下后，注入清水500克左右，倒入淡菜及白糖、盐，烧沸后，转小火上保持微沸，约煨煮1小时，待收汤后，装入碗中，撒上胡椒粉，即成。

功效：适用于孕妇、乳母、青少年、中老年人作为食疗补益佳品。对胎儿、婴幼儿、青少年的生长发育有促进作用。

淡菜炖猪蹄

原料：淡菜 30 克，鲜猪蹄 1 只，笋干 100 克，冰糖、料酒、精盐各少许。

制法：

①将淡菜用冷水浸泡一夜，换沸水煮 10 分钟，再换料酒渍半天。

②笋干水发后洗净，撕成长条。

③将猪蹄刮净后放入砂锅，加淡菜、笋干，加水久煮。猪蹄熟透，拆骨，下料酒、盐，用文火焖烂，加冰糖收汁起锅。可随量食用之。

功效：对孕妇、乳母的补益效果尤佳，亦可作为婴儿、青少年生长发育旺盛期的食疗佳肴。

河虾炒鸡蛋

原料：新鲜河虾（活虾更好）50 克，鸡蛋 1 个。

制法：按常法先在油锅煸炒洗净的河虾。将鸡蛋打匀，入锅，与虾一起煸炒，加料酒、葱、姜、盐各适量，再熘炒至香，起锅即可服食。

功效：有补肾益髓之功效，营养丰富、鲜嫩可口，婴幼儿、青少年经常服食，有助于促进生长和增高。

猪骨头汤

原料：猪骨头 500 克，料酒、葱、姜、盐、味精适量。

制法：

①猪骨头洗净后入砂锅，加水适量，煮沸后撇去浮沫，加料酒、葱、姜适量，文火炖汤至白色稀黏稠状即成。

②食服可加盐、味精少许调口味。猪骨头汤性寒凉，能壮腰膝、益气力、补虚弱、强筋骨。

功效：适宜于孕妇和哺乳的妇女食疗补钙，也用于婴幼儿、青少年旺盛生长期的补钙与增高。

海带花生排骨汤

原料：海带 200 克，花生仁 100 克，猪（牛）排骨 300 克，盐适量，醋、味精少许，水 2000 ~ 3000 毫升。

制法：

①将海带、花生、排骨分别洗净，排骨剁成块，海带稍加醋

海带花生排骨汤

水浸泡片刻并切成片或丝。

②花生仁用热水泡涨去皮，然后置锅中加水，并先放入排骨、花生仁，旺火煮沸后去除水上浮沫，加入海带，并改用中火保持一定沸度继续煮半小时至1小时，直至肉熟易脱骨时加入盐、味精，调味后即可食用。佐餐食用。

功效：强身健体，补脑益智。食物中除含丰富优质蛋白质、不饱和脂肪酸外，还富含钙质、磷质、铁质、碘质及维生素E等极有益于促进生长发育的物质，最适合广大青少年定期或不定期经常食用。

鲩鱼头金针汤

原料：干金针菜（又名黄花菜）25克，鲜鲩鱼头2个，姜汁5毫升，陈皮1小片，酒、白醋、盐、味精各适量，水1500～2000毫升。

制法：

①先将干金针菜剪除硬蒂、洗净，置冷水中浸泡至软。陈皮洗净，鲩鱼头去鳞、鳃，洗净并斩块。

②随后起油锅略煎鱼头，并将其改放入砂锅或陶器罐内，加入水、陈皮、姜汁、酒、醋、盐旺火将水烧开后，加入已泡软的金针菜。

③继续旺火煮沸后改用中火煮约40分钟鱼头熟软即成，起锅时加入味精调味后即可食用。佐餐食。

功效：具健脑、安神、开胃、助生长发育之功效。

鸡蛋炒饭

原料：大米饭100克，鸡蛋1～2个，蒜、精盐少许。

制法：将鸡蛋磕入碗内，打匀，待油锅热时，加入鸡蛋，炒成细块状，呈微黄金色时，入大米饭及蒜，炒和均匀，加盐调味食用。

功效：青春发育初期的孩子常吃鸡蛋炒饭，有助于增高。

羊脊骨粥

原料：羊脊骨 1 具，肉苁蓉 30 克，菟丝子 3 克，大米、葱、姜、五味适量。

制法：羊脊骨 1 具，洗净，剁碎，肉苁蓉 30 克，菟丝子 3 克以纱布包扎，加水适量，煮炖 4 小时，取汤适量，与淘净的大米适量，再煮成粥，可加葱、姜、五味调料。经常食用。

功效：适宜于孕妇和哺乳的妇女食疗补钙，也有宜于婴幼儿、青少年旺盛生长期的补钙。

羊骨红枣糯米粥

原料：羊胫骨 1～2 根（敲碎），红枣（去核）20~30 个，糯米 150 克。

制法：羊胫骨 1～2 根（敲碎），红枣（去核）20~30 个，糯米 150 克，加清水如常法煮成稀粥，以糖调味服食。一天内分 2～3 次服完。

功效：有补脾养血、益气补肾、健骨固齿之功效。适宜于青少年旺盛生长期的补钙，并可用于治肾虚腰膝酸软乏力、贫血以及血小板减少性紫癜、过敏性紫癜、小儿牙齿生长缓慢等。

柴鱼花生猪骨粥

原料：大米 300 克，柴鱼 150（柴鱼即是鳕鱼的干制品），猪骨 500 克，花生仁 100 克，香葱、芫荽适量。

制法：将猪骨（脊骨或排骨）斩成小块，加姜片与花生一同下锅，加水先煲；将米洗净，水沸后放入；柴鱼肉洗净，斩成小段，放入油锅内稍炒过，待粥煲至将好时，加入炒香之柴鱼肉同煲好。食时可撒下芫荽及葱粒。

功效：本方有利尿止血、补骨固齿等作用。为孕妇和哺乳的妇女以及青少年食疗补钙。

猪骨黄豆粥

原料：猪排骨 150 克，黄豆 50 克，盐、葱、姜、味精适量。

制法：将猪排骨洗净，斩断成块状，待用。将黄豆洗净，用冷水泡发，入砂锅先煮沸，文火煨 1 小时，将排骨放入同煮数沸后，再加入大米 100 克煨煮成粥，排骨黄豆煮至烂熟为宜。

功效：有补肾、长骨之作用。适用于婴儿、少儿及青少年生长期食疗补钙。

淡菜粥

原料：淡菜 50 克，粳米 100 克。

制法：将淡菜水煎，过滤取汁，入粳米煮粥至米稠烂即成。

功效：适用于婴幼儿、青少年，有促进生长发育作用。

花粉粥

原料：粳米 100 克，蜜源花粉 10 克。

制法：粳米、花粉共入锅，加水适量煮沸后，文火煮成稀黏稠粥。温热服食。学龄儿童以下，可分 2 次服食，青少年每日服食 1 次。

功效：长期服食可健体、强身、促进生长发育。

乳粥

原料：新鲜牛乳或羊乳适量（幼儿也可用人乳），大米 100 克，白糖少许。

制法：先用大米加水煮粥，待煮至半熟时去米汤，加乳汁、白糖同煮成粥。供早、晚餐温热空腹服食。

功效：补虚损，益气血，润五脏。适用于婴幼儿营养发育不良以及反胃噎膈、大便燥结等。

宜忌：乳汁要新鲜，变质的不可食用。根据前人经验，在服食牛乳粥后，忌吃酸性食物。另外，肥胖症、痰湿偏盛者也不适宜服食此粥。

金针增智粥

原料：金针菇、糯米、食盐各适量。

制法：

①将金针菇切碎脱水熟化；糯米熟化。

②按每 50 克熟化的糯米加脱水熟化的金针菇干品 5 克的比例混合，加盐适量，以食品包装代包装备用。沸开水冲泡，焖 5 分钟后即可食。

功效：益智增慧。金针菇含有丰富的蛋白质、脂肪、维生素 B_2、维生素 C、钙、磷、铁以及胡萝卜素、多种氨基酸和核酸等。

对儿童增强记忆力、开发智力、增加身高和体重有益。可作为儿童早餐或课间餐食用，能提高儿童智力，促进儿童生长发育。

粳米扁豆粥

原料：粳米100克，白扁豆50克，水1000～1500毫升。

制法：

①将粳米、扁豆分别洗净。

②先把白扁豆入锅，加水旺火煮熟软后，再加粳米入锅并改用文火煮米至熟软即成。分2次服。

功效：扁豆富含蛋白质、钙、磷及植酸、泛酸、镁、锌等物质，且能健脾和中、消暑化湿，对食少久泄、儿童疳积有治疗作用，可有助于儿童身体生长发育，也是秋季最益于人的保健食品。

人参莲子粥

原料：人参10克，莲子10枚（去心），冰糖30克，粳米100克。

制法：将人参、莲子同粳米同煮为粥，待熟，入冰糖溶化，搅匀即成。每日1次，温热服食。人参可连用3次，最后吃掉。

功效：大补元气，开心益智。适用于元气亏损之智力低下或智力衰退。常服此粥，可促进小儿大脑发育，提高其智能，又能延缓中老年人的智力衰退等。

胡麻粥

原料：胡麻60克，粳米100克。

制法：将胡麻去皮蒸熟，微火炒香研末，与粳米煮粥，煮至粥汁黏稠为度。随意服食。

功效：补肝肾，润五脏，防衰老，促发育。适用于小儿发育不良。

栗子糕

原料：生板栗500～1000克，大米粉250～500克，白砂糖250～500克。

制法：

①先把生板栗放入锅内加水煮沸半小时，晾凉后，剥去外皮，取栗子肉，然后研成细粉。

②将栗子粉同大米粉，以及白砂糖一并拌和均匀，加水适量，再搅拌如泥。

栗子糕

③把栗子糖泥压入木模，做成饼状，放入锅内蒸熟即可。每日早、晚当作点心，每次1～2块，空腹食用，连用7～10天，隔3日再服。

功效:补胃气，壮肾气，强筋骨。适用于小儿行迟、筋骨不健、脚弱无力、身体虚弱等。

宜忌:小儿感冒发热或腹胀便秘者勿食。

麦饭石茶

原料:麦饭石15～30克。

制法:将麦饭石放入水壶中，加水4000毫升，先浸泡15分钟，用中火煮沸，再用小火煮15～30分钟。代茶频饮，药料可重复使用5～6次。

功效:扶正祛病健身，且有健胃、保肝、利尿等作用。具有促进机体生长发育、抗疲劳、抗缺氧和增强机体免疫功效等作用。

麦饭石杞枣茶

原料:麦饭石15～30克，枸杞子5克，红枣5枚。

制法:将麦饭石、枸杞子、红枣同放入水壶中，加水4升左右，先浸泡15分钟,用中火煮沸,再用小火煮5～30分钟。代茶频饮，药料可重复使用5～6次。

功效:扶正祛病健身，且有健胃、保肝、利尿等作用,具有促进机体生长发育、抗疲劳、抗缺氧和增强机体免疫力等显著作用,并能促进儿童发育成长、改善儿童缺锌状况。

第二章 维生素，让孩子长高的小帮手

一、维生素A——青春期健康发育的重要因素

1. 维生素A缺乏的饮食调养 维生素A，是一种比较复杂的不饱和一元醇，其分子中含有一个 β - 紫罗兰酮环和共轭多烯醇侧链，属脂溶性，在食物中常和脂类混在一起。维生素A耐热，短时间熟调对它破坏极少，但在空气中易被氧化而失去生理作用，也能被紫外线破坏。维生素A的主要功能有：①促进人体的生长发育，对胎儿和婴幼儿的生长发育尤为重要；②参与视网膜内视紫质的合成。维持视紫质的正常效能，保持暗适应能力，防止夜盲症；③维持呼吸道、消化道、泌尿道以及性腺等的上皮细胞组织的健康，增强机体对疾病的抵抗能力；④维护骨齿的健康；⑤促进生殖能力，延长机体寿命；⑥能够防止多种类型上皮肿瘤（如皮肤癌、肺癌、膀胱癌等）的发生和发展。人体若缺乏维生素A，会出现生长发育停滞，上皮组织萎缩，皮肤干燥、脱屑，毛囊角化，变成鱼鳞状，失去抵抗致病微生物入侵的能力，容易发生感染。眼结膜上皮细胞角化，产生"干眼病"或出现银白色亮斑点，甚至发生角膜软化、溃疡、穿孔而导致失明。

维生素A是保持青春期健康发育的重要因素。青春期维生素A供给量每天不少于700国际单位，才能满足正常生长发育的需要。胡萝卜素是维生素A的前身物质，进入体内后，经肝脏胡萝卜素酶的作用可转变成维生素A，大约0.6毫克的胡萝卜素就能转变成维生素A 1000国际单位。由于胡萝卜素的吸收率较差，约为50%，因此要得到1000国际单位维生素A，必须吃进1.2毫克的胡萝卜素才行。动物性食品如各种动物的肝、蛋黄、乳类都含有较丰富的维生素A。植物性食品如胡萝卜、苋菜、菠菜、西红柿、橘、韭菜等都含有胡萝卜素。

维生素A缺乏症主要是由膳食中缺乏维生素A或其前体胡萝卜素（维生

素 A 原）而引起。另外，患消化道疾病如慢性腹泻、肠炎、胆道闭锁、胰腺囊肿、长期服用某些药物等影响维生素 A 的吸收而致其缺乏；肝、肾及甲状腺疾病影响维生素 A 代谢和利用可能引发缺乏症；生长发育迅速或患消耗增多的疾病也可形成维生素 A 相对缺乏而致病。

维生素 A 的主要功能为维持上皮组织的完整性，缺乏时发生角化，丧失功能，引起呼吸系统、消化系统、泌尿生殖系统、眼角膜、腺体、皮肤表层上皮细胞的病理变化。维生素 A 又是视网膜感光物质——视紫质的重要成分，缺乏时影响暗视觉，发生夜盲。维生素 A 对维持机体的免疫功能也十分重要，缺乏时机体免疫力下降，易发生感染。补充维生素 A 可使儿童免疫力上升，感染率下降，病情改善。维生素 A 的衍生物黄醇参与蛋白质合成及骨细胞生长，影响骨骼及牙齿的成长。

维生素 A 缺乏最早表现为暗视觉障碍，婴幼儿不会诉说故发现较晚，幼儿则较早陈述夜间视物不清，出现夜盲；继而角膜干燥，引起泪少、畏光、眨眼，出现角膜软化、溃疡、穿孔，影响视力。患儿皮肤干燥，毛囊角化，体格生长迟缓，免疫力下降，T 淋巴细胞、B 淋巴细胞功能都受影响，抗体形成差，容易发生各种感染，尤其是呼吸道感染如反复感冒、支气管炎、肺炎，容易染上传染病如麻疹、百日咳等。目前发现儿童存在不少亚临床型维生素 A 缺乏，其特点为在眼部及皮肤症状未出现之前，其生长发育及免疫力已受到影响，易发生各种感染性疾病。检查血浆维生素 A 水平已在每升 200 微克之下，此种亚临床缺乏症补充维生素 A 后可逆转，使感染率显著下降。

防治维生素 A 缺乏症主要是饮食中注意供给含维生素 A 及胡萝卜素较丰富的食物，如肝、蛋、乳类及绿色、黄色蔬菜如胡萝卜、番茄、南瓜等，柑橘、杏子含胡萝卜素也较其他水果为多。孕妇也应常食这类食物，使胎儿的维生素 A 及胡萝卜素储存增加。出生后无论母乳或牛乳喂养都要及早添加维生素 AD 制剂或鱼肝油制剂，每日推荐供给量为 450 ～ 750 微克（1500 ～ 2500 国际单位），且随年龄增长用量略增。不能长期过量服用，以免发生中毒。确诊为维生素 A 缺乏症的治疗剂量为每日口服 7500 ～ 159000 微克（2.5 万～ 5 万国际单位）。有慢性消化道或肝脏疾病影响维生素 A 吸收利用时，或在严重缺乏病儿可用维生素 AD 油剂肌内注射。此油剂每支 0.5 毫升，含维生素 A

7500 微克（2.5 万国际单位）及维生素 D 62.5 微克（2500 国际单位）。夜盲和干眼病者用药数日至 1 ~ 2 周即可改善，但病症消失后仍应口服预防剂量。

服用维生素 A 过量可发生中毒，导致中毒的剂量有较大个体差异，婴幼儿一次服用超过 9 万微克维生素当量（30 万国际单位）可发生急性中毒，24 小时内出现烦躁、呕吐或嗜睡，颅内压增高，停服后缓解。每日服用 3 万微克，持续 6 个月以上可引起慢中毒，表现为食欲不佳，增重较慢，有皮肤瘙痒、脱发。因此，家中的鱼肝油及维生素 A、D 制剂应置于儿童拿不到之处，以免误食引起中毒。

2. 补充维生素 A 的食谱

香椿拌豆腐

原料: 嫩豆腐 100 克，嫩香椿芽 25 克，香油 3 克，精盐 2 克。

制法：

①将香椿芽洗净，放入碗内，倒入沸水，用盘子扣上。焖 5 分钟，捞出挤去水分，切成细末备用。

②将豆腐切成小丁，放入锅内稍煮一下，捞出放在盘内，加入香椿芽末、精盐、香油拌匀即成。

功效： 香椿拌豆腐含有丰富的大豆蛋白质、脂肪酸和钙、磷、铁等矿物质。此外还含有较丰富的胡萝卜素、维生素 B_2、维生素 C。适宜幼儿食用。

两色蛋

原料： 熟鸡蛋 1 个，胡萝卜酱 10 克，白糖、精盐各少许。

制法：

①将煮熟的鸡蛋剥去外壳，把蛋黄、蛋白分别研碎，用白糖和精盐分别拌匀。

②将蛋白放入小盘内，蛋黄放在蛋白上面，放入笼内，用中火蒸 7 ~ 8 分钟，浇入胡萝卜酱即可喂食。

功效： 鸡蛋是婴儿发育不足缺乏的主要副食品之一，蛋黄易消化，营养价值高，蛋白是高蛋白，还含有一定的铁质，配以胡萝卜酱，增加了维生素及胡萝卜素的供给。

三色肝末

原料：猪肝25克，葱头、胡萝卜、西红柿、菠菜各10克，精盐2克，肉汤适量。

制法：

①将猪肝洗净切碎；葱头剥去外皮切碎；胡萝卜洗净切碎；西红柿用开水烫一下，剥去皮切碎；菠菜择洗干净，用开水烫一下，切碎备用。

②将切碎的猪肝、葱头、胡萝卜放入锅内，加入肉汤煮熟，最后加入西红柿、菠菜、精盐煮片刻即成。

功效： 三色肝末含有丰富的蛋白质、钙、磷、铁、锌、维生素A、胡萝卜素及维生素B_1、维生素B_2、维生素B_{12}、维生素C和烟酸等多种营养素。可少量多次给婴儿喂食。

蜂蜜胡萝卜

原料：净胡萝卜200克，蜂蜜25克，黄油15克，姜末2克。

制法：

①将胡萝卜切成小碎片。

②将胡萝卜片、蜂蜜、黄油、姜末及少许开水放入锅内搅拌均匀，盖上盖，文火煮30分钟至胡萝卜变软，煮的过程中偶尔搅拌一下，出锅稍凉即可喂食。

③吃剩下的胡萝卜，可以装瓶入冰箱内，随吃随取。

功效： 蜂蜜胡萝卜含有丰富的维生素A原、胡萝卜素，其含量相当于土豆的360倍，芹菜的36倍，苹果的46倍，柑橘的23倍。此外还含有丰富的碳水化合物、蛋白质、钙铁及维生素B_1、维生素B_2、维生素C等。其色泽红艳，甜软，营养丰富，婴儿食用极佳。可经常食用。

胡萝卜肉丝

原料：胡萝卜150克，猪瘦肉100克，葱、姜适量。

制法：

①取胡萝卜150克，猪瘦肉100克，洗净后切丝。

②油锅内加葱、姜少许煸香，将胡萝卜丝（盐拌渍后）、肉丝入锅烩炒，加酱油、味精佐料烹饪即可服食之。

功效：有健脾胃、益气力、增强体质之功效。

羊肝片

原料：新鲜羊肝，调味品适量。

制法：将新鲜羊肝洗净后煮熟，切片，加调味品当菜吃。

功效：治目暗、昏黄不见物。羊肝每 100 克食部含维生素 A 高达 29900 国际单位，一般成人每日约需维生素 A 2200 国际单位，因此，经常适量服食之是有疗效的。

西红柿炒肝片

原料：西红柿 250 克，羊肝 200 克，葱、姜、味精、精盐、五香粉各适量。

制法：

①将西红柿洗净，切成片，先入油锅煸炒一下。

②羊肝洗净后切片，下油锅武火熘至八成熟，加上述调料，入西红柿片，继续翻炒至羊肝熟、出香即成。

功效：羊肝，性味甘苦、凉。有益血、补肝、明目的功效。

鱼丸豆苗汤

原料：鳗鱼肉 250 克，猪肉末 100 克，豆苗或菠菜少量，干淀粉 100 克，酱油、精盐、味精、料酒、葱末、姜末各少许，鲜汤适量。

制法：

①将鱼肉用刀背砸烂，再撕斩成细泥，加入精盐、味精、料酒拌和后，徐徐倒入清水 250 克，边倒边朝一个方向搅打至上劲，加入干淀粉调和；肉末放入碗内，加入精盐、味精、酱油、葱姜末，拌匀制成馅心。

②将锅置火上，放入开水，左手抓一把鱼糊，右手取少许肉馅，放入左手鱼糊中间，然后捏拢左手，从拇指和食指中挤成一只只包有肉馅的鱼丸，用勺盛住，再倒入清水锅中。如汤已沸，点些冷水，不使翻滚，鱼丸浮至水面即可捞出。

③将锅内放入鲜汤、精盐，烧沸后放入鱼丸、料酒、撇去浮沫，

加入豆苗或菠菜及味精，汤沸后盛入碗内即成。

功效：鱼肉蛋白组织结构松散，容易被人体消化吸收。鱼肉还含有极丰富的维生素A、维生素D和较多的钙、磷、钾等矿物质，幼儿食鱼可解钙、磷缺乏之忧。

胡萝卜饼

原料：胡萝卜250克，面包125克，面包渣75克，鸡蛋3个，牛奶适量，植物油、白糖各少许。

制法：

①将胡萝卜洗净，切碎，放入锅内，注入沸水，使水刚刚浸过胡萝卜，加入少许白糖，盖锅焖煮15分钟。

②将面包去皮，在牛奶里浸片刻，取出，同胡萝卜放在一起，研碎过箩，加入鸡蛋液调匀，做成小饼，上面涂上打成泡沫的蛋清，粘匀面包渣备用。

③将平底锅置火上，放入植物油，烧热，放入做好的小饼坯，煎熟即成。

功效：胡萝卜饼的维生素、蛋白质、碳水化合物配比适当，营养均衡，而且外酥里嫩，松软适口，是幼儿喜食的点心。可经常食用。

鸡肝糊

原料：鸡肝15克，鸡架汤15克，酱油、蜂蜜各少许。

制法：

①将鸡肝放入水中煮，除去血污后再换水煮10分钟，取出剥去鸡肝外膜，将肝放入碗内研碎。

②将鸡架汤放入锅内，加入研碎的鸡肝，煮成糊状，加入少许酱油和蜂蜜，搅匀即成。

功效：鸡肝糊含有丰富的蛋白质、钙、磷、铁、锌及维生素A、维生素B_1、维生素B_2和烟酸等多种营养素。尤以维生素A、铁含量为高，可防治贫血和维生素A缺乏症。

羊肝玉米粥

原料：羊肝 50 克，菠菜 50 克，玉米面 50 克，鸡蛋 2 个。

制法：将羊肝 50 克及菠菜 50 克洗净，切碎，与玉米面 50 克共煮粥，粥熟后打入鸡蛋 1 个，调匀，每日食服 2～3 次。

功效：有养肝明目、补血敛阴之功效。

红薯胡萝卜粥

原料：鲜红薯 200 克，胡萝卜 100 克，粳米 100 克，白糖适量。

制法：鲜红薯、胡萝卜、粳米、白糖加水同煮粥，粥成时加白糖调味。常服食。

功效：补充维生素 A 外，还具有健脾胃、益气力、增强体质之功效。

芸豆粥

原料：大米 50 克，小米 30 克，芸豆 40 克，白糖或小咸菜末少许。

制法：

①将大米、小米、芸豆分别淘洗干净。

②将芸豆放入锅内，加水煮至快要烂时，加入大米、小米用大火煮沸后，转用小火煮成粥。

③食用时将粥盛入碗内，加入白糖搅匀，或喝粥佐食小咸菜末。

功效：小米中含有维生素 B_1 和维生素 A 原以及足量的蛋氨酸。把大米、小米与芸豆混合煮粥，能使各自不足的营养素得到互补。常食芸豆粥能除胃热、止消渴、利小便，适于幼儿夏季食用。

鸡肝羹

原料：雄乌鸡肝 1 具，豉、米适量。

制法：将雄乌鸡肝洗净、切碎，以豉和米做羹粥食之。

功效：补肝肾。治肝虚目暗、小儿疳积、妇人胎漏。鸡肝，每 100 克食部含维生素 A 高达 50900 国际单位，具有很高的营养价值，是养肝疗疾的佳品。

二、维生素D——促进钙磷吸收

1. 维生素 D 缺乏的饮食调养 由于摄入维生素 D 不足或缺少日光照射皮肤，使皮肤中 7- 脱氢胆固醇转化为维生素 D 减少，从而引起钙、磷的吸收和利用下降，血钙水平降低，造成骨骼钙化受阻，钙无法沉积于软骨细胞内使其骨化成正常的骨组织。无论扁骨或长骨均可发生软化。婴幼儿时期骨骼生长发育迅速，因缺维生素 D 引起钙、磷吸收障碍，可发生骨骼软化，称为维生素 D 缺乏性佝偻病。不仅因钙、磷代谢失调影响骨骼生长，还可影响神经、肌肉、造血、免疫等组织器官的功能。

患佝偻病初期，婴儿常烦躁不安，睡眠时惊跳多，夜间哭吵不宁，出汗多，常摇头，以致将枕部头发磨光形成枕秃。颅骨软化，用手指轻压枕骨可出现乒乓球感，前囟较大闭合晚。由于颅骨软骨增生，可形成顶骨和枕骨包凸成方颅。经常仰睡的婴儿可引起偏头。肋骨胸骨连接处软骨增生，出现串珠，下部肋骨呼吸时受膈肌牵拉，产生内陷及肋骨下缘外翻（肋外翻），重症可出现胸骨外凸（鸡胸）或内陷（漏斗胸）等后遗畸形。四肢长骨干骺端软骨堆积，局部隆起，腕部如手镯，脚踝处如脚镯；下肢骨骼不胜体重负荷而变曲，形成"O"形或"X"形腿；亦可引起脊柱弯曲，骨盆变窄。

目前引起这种多种骨骼畸形的重型佝偻病已不多见，而较常见 5 ~ 6 个月时出现乒乓头、前囟大，以后有方颅，肋外翻等。乳牙萌出较晚，肌肉松弛，独坐、站立、行走均较晚。血液生化检查可有钙、磷降低，血钙过低的婴幼儿可并发手足搐搦症，出现频繁的四肢或面部抽动、惊跳，补钙后即可好转消失。血中碱性磷酸酶增高，X 线摄片长骨干骺端骨质钙化差有诊断意义。佝偻病患儿全身免疫力低下，易发生感染，尤以呼吸道感染为多，也常发生腹泻、食欲低下、精神不振、智力发育迟缓等。

预防佝偻病应从孕妇做起，怀孕妇女经常到户外活动，接受充足的阳光照射，使皮肤制造丰富的维生素 D，并进食含维生素 D、钙、磷多的食物，如牛乳、鸡蛋、海产品等，使胎儿储存足够的维生素 D 及钙、磷。鼓励婴儿母乳喂养，并从出生后 2 ~ 3 周即添加维生素 D 制剂，每日 10 ~ 20 微克

（400 ~ 800 国际单位），持续给予到 2 ~ 3 岁，如每日服用不能保证，可于冬季一次口服或肌肉注射 2500 ~ 7500 微克（10 万 ~ 30 万国际单位）。早产儿、低出生体重儿、体弱婴儿应提早补给，人工喂养者更为需要，同时给予钙剂，每日生理需要量为 10 ~ 20 微克（400 ~ 800 国际单位）。婴幼儿应每日安排户外活动，接受日光照射。

佝偻病病儿除加强护理，合理喂养，多晒太阳，注意预防并发症外，主要采用维生素 D 制剂治疗，可每日口服 125 ~ 250 微克（5000 ~ 10000 国际单位），不能坚持每日口服者，可一次口服或肌肉注射 7500 微克（30 万国际单位）维生素 D，连用 1 ~ 2 次，间隔至少 1 个月，不能过量，以防中毒。同时给予适量钙剂，每日用 500 ~ 1000 毫克。仅有骨骼后遗症如方颅、鸡胸等不需治疗。瓶装维生素 AD 制剂开瓶后与空气光线接触，其中维生素 A、维生素 D 活力很快降低，一般只能维持 1 个月左右。而软胶囊制剂活性维持较久，可在 1 年以上。故采用软胶囊，药效较佳。

长期大量服用维生素 D 或过敏者，可导致过量中毒，可出现厌食、体重减轻、生长滞迟、伴低热、呕吐、神萎、嗜睡，年长儿诉头痛，急性中毒时可出现抽搐；血钙升高，尿钙阳性，X 线检查可有器官和软组织钙化影。

2. 补充维生素 D 的食谱

炒海鱼肝脏

原料：海鱼肝脏、香油适量。

制法：取海鱼肝脏，用香油炸酥、压碎，每日 2 次，每次食服 5 克，或将海鱼肝脏，先用开水烫，除去怪味，常法加葱、姜、料酒适量，以精盐、味精炒熟后服食之。

功效：可补充相当数量的维生素 A、维生素 D。

红烧鲨鱼

原料：鲨鱼肉 250 克。

制法：鲨鱼肉 250 克，调味烧熟，作菜下饭。

功效：补充相当数量的维生素 D。

煮田螺

原料：田螺

制法：煮田螺吃，可收到意想不到的效果。

功效：田螺，性味甘咸，寒。补维生素D及因钙代谢失调而引起的关节炎及小儿软骨病。

猪骨头粥

原料：猪骨头250克，粳米100克。

制法：猪骨头250克，洗净，砸断，加水煎煮，2小时后将汁滤出，加粳米100克，煮熬成粥后，再加鸡内金粉10克，煮沸片刻即可。用糖调味，温热时食用，连服半个月为1个疗程。

功效：补充维生素D。

拌鱼米

原料：鲜黄花鱼1条（约500克），香菜段少许，香油、精盐、味精、醋、葱末、姜末各适量。

制法：

①将黄花鱼收拾干净，上屉蒸至断生时取出，去掉鱼头、鱼尾、骨刺和皮，拨开肉呈蒜瓣形。

②加入精盐、味精、醋、香油、葱末、姜末拌匀，装盘撒上香菜段即成。

功效：拌鱼米含有丰富的蛋白质。鱼类的蛋白质属于完全蛋白质，生理价值很高，其中蛋氨酸含量较多。另外，由于鱼肉蛋白组织结构松散，因而更容易被消化和吸收，特别适合幼儿食用。还含有较多的钙、磷、钾等矿物质和维生素A、维生素D，可解幼儿钙、磷缺乏之忧。

猪骨髓汁

原料：猪骨。

制法：取猪骨煎取髓，经常服食。

功效：补充维生素D，并可治小儿囟门开不合症。

三、维生素E——青春活力的密码

1.维生素E缺乏的饮食调养 现代研究发现，维生素E具有抗氧化作用，对细胞膜有保护功能，并且能促进毛细血管增生，改善微循环，抑制血栓形成。因而，维生素E对心血管疾病的发生有预防作用。维生素E在体内与微量元素硒彼此相依，共同发挥防止不饱和脂肪酸被氧化成过氧化脂质的作用，而过氧化脂质对细胞膜是有害的。维生素E对辐射损伤具有一定的防护作用，它和机体的生长、发育，保持其青春活力及延缓其衰老过程都有密切关系。近年发现维生素E的间接防癌作用是保护人体内维生素A和维生素C不被氧化破坏，从而提高后两者的防癌能力。此外，它可改善免疫系统的功能状态，减缓其衰退，这种抗衰老的作用，实际上就是机体直接的抗癌效应，这点，已为愈来愈多的人所重视。成人很少有维生素E缺乏症发生，因组织贮存较多的维生素E，即或膳食中无维生素E，经过很长时间才会耗竭。值得引起重视的是，维生素E缺乏症几乎都出现于早产婴儿。维生素E缺乏症的主要症状是睾丸变性、孕育异常、肌肉营养障碍、中枢神经系统变性和血管系统缺损以及卵巢退化等。

维生素E广泛存在于植物性食物中，含量最丰富的是麦胚、麦胚油，还有谷胚、棉籽油、玉米油、花生油及芝麻油，莴苣叶及柑橘皮中含量也很丰富，几乎所有绿色植物中都含有维生素E。维生素E也存在于肉、奶油、奶、蛋及鱼肝油中。平时，应该多食用这类食品。我国建议成年人每日膳食维生素E供给量为10毫克，孕妇、乳母、老年人每日12毫克。从饮食方面不断补充维生素E是十分重要的途径。

2.补充维生素E的食谱

炸芝麻鳗鱼

原料：猪肥肉50克，鳗鱼肉200克，鸡汤、精盐、味精、花椒水、料酒适量，鸡蛋2个，淀粉适量。

制法：

①将猪肥肉50克切薄片，净鳗鱼肉200克，放在一起，用刀

炸芝麻鳗鱼

背砸成细泥，置碗内，加鸡汤、精盐、味精、花椒水、料酒搅匀。

②另取鸡蛋清 2 个放汤盘内，用筷子打成糊，加淀粉加量搅匀，再倒入鱼泥调匀。

③把加工好的 25 克熟芝麻放在案板上摊匀，将鱼泥手挤成丸，在芝麻上滚粘一下，压成圆饼。锅内放花生油（或豆油），烧至五六成热时把鱼饼放入油内炸成淡黄色，捞出装盘后即可食服。

功效：有补充维生素 E 和强壮骨骼的作用。

炒莴苣叶

原料：鲜莴苣叶 200 克，精盐、味精、料酒适量。

制法：取鲜莴苣叶 200 克，洗净，切成段，油锅内煸炒，加精盐、味精、少许料酒烹饪后，即可作菜食服之。

功效：莴苣叶，性味苦甘，凉。《日用本草》称其"利五脏，补筋骨，开膈热，通经脉，去口气，白齿牙，明眼目"。

白芝麻粥

原料：芝麻仁 6 克，白米 30 克，芝麻、砂糖或白糖适量。

制法：取芝麻仁 6 克，先将其炒香，另煮白米 30 克成粥，将熟时加入芝麻、砂糖或白糖，作早餐食之。

功效：可通痹润肠，益五脏，坚筋骨，补充维生素 E。

四、维生素C——为孩子的健康保驾护航

1.维生素C缺乏的饮食调养 维生素 C 又称抗坏血酸，因其缺乏可引起多处出血，导致"坏血病"，当得到足够的补充，可治疗此病，由此称其为抗"坏血病"的维生素。大多数动物能在体内合成维生素 C，但人、猴及豚鼠不能合成此种维生素。因此，必须由食物提供。维生素 C 有氧化还原特性，它是机体内生理氧化还原过程的主要递氢体之一，对新陈代谢有至关重要的作用。它参与糖代谢，促进细胞间质中胶原的形成，具有保护细胞膜和解毒的功能，与某些神经介质的合成及类固醇代谢有关，还能促进铁的吸收和叶酸的利用。维生素 C 可促进胆固醇的排泄，防止胆固醇在动脉内壁沉积，还

可使已沉积的粥样斑块溶解，从而可防止动脉粥样硬化。动物实验证明，维生素C不仅有促进抗体的形成和提高白细胞的吞噬能力，同时还能对一些化学毒物如铅、砷、苯及甲苯等发挥去毒作用。近来的大量研究又发现，维生素C具有抗感冒病毒和抗肿瘤等作用。目前认为较大剂量维生素C的摄入，有益于健康。但是，在服用人工合成的维生素C的过程中，其用量绝不是越大越好，因为过大剂量会在代谢过程中生成大量草酸，在肾脏容易形成草酸盐结石。有时，还可引起生殖衰竭，影响生殖功能。有一点要十分重视，即人工合成的维生素C药片不能代替存在于水果、蔬菜中的天然维生素C。天然维生素C中还含有一种维生素P的成分，在人体组织中，维生素P能协助维生素C发挥作用，而且，还含有其他营养素，供给人体生长发育的需要，这些都是人工合成维生素C所无法比拟的。只有在罹患重症、十分急需时，或者个体特殊需要时，遵医嘱服食维生素C片。在正常情况下，人体所需的维生素C要尽量从饮食中摄取。

维生素C来源广泛，存在于多种新鲜蔬菜和水果之中，尤其在鲜枣、红果、山楂、鲜桂圆、橙等水果中含量更为丰富。蔬菜中每100克，其维生素C含量超过50毫克的也很多，如青尖辣椒、柿子椒、菜花（花椰菜）、苦瓜、卷心菜、油菜（香）、荠菜、青蒜、香椿、雪里蕻等。紫苏、芫荽、韭菜、菠菜、蔓青、甘薯、苋菜、蕹菜、瓠瓜、藕等蔬菜所含维生素C的量也相当高，均可选用常食之。维生素C缺乏的主要症状为常有虚弱、苍白、烦躁、厌食，可有皮肤、牙龈、黏膜出血；重症可有血尿，鼻出血、眼眶、内脏或颅内出血。临床症状还有齿龈萎缩、皮下出血、骨膜下出血及肠出血等，并以骨膜下出血最为常见。在婴幼儿还可有下肢肿痛、小腿内弯呈蛙状，呈假性瘫痪，轻微移动可引起剧痛。有时可触及坏血病性肋骨串珠。维生素C的每天需要量为：1岁以内婴儿30毫克；1～2岁30～35毫克；3～10岁40～50毫克；少年男女为60毫克；成年男女为60毫克；孕妇80毫克；乳母100毫克。对老年人来说，每日100毫克量的维生素C摄入，也是十分必需的。在食疗中要重视维生素C的生物活性以及理化特征，不只是因为它是水溶性维生素，易于丢失其有效成分，性质又极不稳定，很易氧化而被破坏；而且是怕光、怕热、怕碱，还怕铜器、怕铁器，这种情况下，炒菜时宜用铝锅。所用蔬菜、水果无以新鲜为好。在烹调过程中也应注意：蔬菜应先洗后切，切碎后应立即下锅，并且最好现洗、现做、现吃。烹饪时适宜采用急火快炒的方法，这样可减少维生素C的损失。还有，维生素C在酸性环境中较稳定，如能和酸性食物同吃，或炒菜时略加一点醋，则可以提高其利用率。

2. 补充维生素C的食谱

炒辣椒

原料：青、红柿子椒250克，豆油12克。

制法：取青、红柿子椒250克，放入油锅内加盐、白糖和少许水，翻炒数下即可，可常食。

功效：辣椒，性味辛、热。有温中、散寒、开胃、消食之功效。辣椒可做多种菜肴，因其含维生素C很高，更受人们的青睐，每100克食部的青尖辣椒、柿子椒含量含维生素C量分别为185毫克和114毫克。

虾末碎菜花

原料：菜花30克，虾10克，白酱油、精盐各少许。

制法：

①将菜花洗净，放入开水中煮软后切碎。

②把虾放入开水中煮后剥去皮，切碎，加入白酱油、精盐煮，使其具有淡咸味，倒在菜花上即可喂食。

功效：菜花营养丰富，含有蛋白质、脂肪、糖及较多的维生素A、维生素B、维生素C和较丰富的钙、磷、铁等矿物质，尤以维生素C的含量甚多，每100克中约含有88毫克，是同量大白菜含量的4倍，番茄含量的8倍，芹菜含量的15倍，苹果含量的20倍以上。人体摄入足量的维生素C后，不但能增强肝脏的解毒能力，促进生长发育，而且有提高机体免疫力的作用，能有效地防止感冒，坏血病等疾病的发生。

27

什锦色拉

原料：黄瓜30克，橘子3瓣，西红柿10克，葡萄干10克，蛋黄酱、精盐各少许。

制法：

①将葡萄干用开水泡软，择洗干净；黄瓜去皮，涂少许盐，切成小片；西红柿用开水烫一下，去皮、籽，切成小片；橘子去皮去核切碎。

②将葡萄干、黄瓜、西红柿、橘子放入盘内，加入蛋黄酱拌匀即成。

功效：什锦色拉含有丰富的蛋白质、钙、铁、维生素A、胡萝卜素、维生素C等多种营养素。其色泽鲜艳，爽口不腻，味美适口，营养丰富，适宜幼儿食用。

青椒鱼类

原料：净青鱼肉150克，青椒40克，鸡蛋1个，香油60克，精盐3克，味精1克，料酒5克，湿淀粉40克，葱、姜末各少许，植物油250克（实耗35克），鸡汤50克。

制法：

①将鱼肉切成绿豆大小的粒状，加入精盐少许、蛋清拌匀上劲，要加入湿淀粉35克拌匀上浆；青椒切成鱼粒同样大小的粒状。

②将炒锅置火上，放油烧至三成热，下入鱼米滑散至熟，下入青椒，捞出沥油。锅中留余油少许，下入葱、姜末略炒，烹入料酒，加入鸡汤、精盐烧开后，放入鱼米、青椒粒，用湿淀粉勾芡，淋入香油，加入味精，拌匀即成。

功效：青鱼含有丰富的蛋白质、钙、磷、铁及多种维生素。青椒中维生素C含量多，对幼儿生长有益。

卷心菜炒肉片

原料：卷心菜300克，猪肉100克。

制法：先将肉片生炒至熟，另炒卷心菜，然后加入肉片，用旺火炒，同时配以佐料盛起，时时食之。

功效：有补充维生素C、补脾气、润肠胃、生津、增食、健身之效。

| 卷心菜汤 | 原料：卷心菜适量。
制法：卷心菜适量洗净切片，烧汤，或配以调味品常服食。
功效：可治维生素C缺乏症、小儿先天不足、病后体弱等。 |

卷心菜汤

原料：卷心菜适量。

制法：卷心菜适量洗净切片，烧汤，或配以调味品常服食。

功效：可治维生素C缺乏症、小儿先天不足、病后体弱等。

煎西红柿饼

原料：西红柿1/4个（约25克），面包粉10克，熟芹菜末少许，色拉油8克。

制法：

①将面包粉放入平底锅内，烤成焦黄色；西红柿用开水烫一下，剥去皮，切成薄片。

②将色拉油放入平底锅内烧热，放入西红柿煎至焦黄，盛入小盘内，撒上面包粉、芹菜末即成。

功效：煎西红柿饼含有丰富的钙、磷、铁、锌、锰、铜、碘等重要微量元素，这些矿物质，对婴儿生长发育特别有益。此外，还含有丰富的维生素C、B族维生素、胡萝卜素等。

荠菜小馄饨

原料：馄饨皮250克，肉末125克，荠菜300克，海米末（或虾皮）、香菜末、紫菜各适量。

制法：

①将荠菜洗净，放沸水锅内烫一下，捞入凉水内过凉，挤干水分切碎。肉末放入碗内，加精盐、味精、白糖、料酒、香油及清水25克，拌搅上劲后，加入荠菜调和成馅。

②将馄饨皮放在左手掌上，挑入馅心，折成馄饨生坯。

③将海米末（或虾皮）、香菜末、紫菜、酱油、味精放入碗内，再将馄饨放入沸水锅内煮熟，捞入碗内，浇入原汤，调匀即成。

功效：荠菜中富含钙、铁、维生素C和胡萝卜素等重要营养成分，味道甘美，被称为"菜中甘草"。另外还含有较丰富的蛋白质、脂肪、糖、维生素E等幼儿必需营养素。荠菜小馄饨软滑鲜香，主副兼备，适宜幼儿食用。

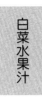

原料:小白菜汁、菠菜汁、萝卜水、鲜橘汁、番茄(西红柿)汁、苹果泥适量。

制法:将上味混合调匀后即可饮用。

功效:可用于补充维生素C的常用饮料。老年人及儿童均适用。

第三章 无机盐和微量元素，一个也不能少

一、钙

1. 补钙的饮食调养　钙是人体矿物质中含量最多的元素。一般情况下，成人体内含钙总量约为 1200 克，占体重的 1.5%~2.0%，其中，99% 的钙存在于骨骼和牙齿中，和磷结合为骨盐，如羟磷灰石，1% 存在于血浆和其他体液中，呈游离或结合的离子状态。民间流传的俗话说："人是铁，饭是钢，"应该理解为通过饮食途径，把吃进去的钙、磷等，以钙元素为主形成"钢"样的骨骼和牙齿，支撑着人体。钙在体内的活性状态，能促进血液凝固、完成神经冲动的传导、参与肌肉的运动、维持细胞膜的通透性，对多种酶有激活作用，使神经兴奋维持正常水平。因此，维持人体钙的正态平衡非常重要。

人体约 1% 的钙常以游离或结合的离子状态存在于软组织、细胞外液及血液中，统称为混溶钙池。混溶钙池与骨骼中的钙维持着动态平衡，即骨中钙不断地从破骨细胞中释出进入混溶钙池；而混溶钙池的钙又不断地以"骨盐"形式沉积于成骨细胞。这种钙的更新，成年人每日约 700 毫克。钙的更新率随年龄的增长而减慢。幼儿的骨骼每 1 ~ 2 年更新一次，成人更新一次需 10 ~ 12 年。男性 18 岁以后，女性更早一些，骨的长度开始稳定，但骨的密度仍继续增加若干年。40 岁以后，骨中的无机物质逐渐减少，可能出现骨质疏松。因此，要经常地不断地给机体补钙。人体如果缺钙，可以引起以下一些症状：①儿童生长时期如缺钙，不仅发育缓慢，而且骨骼发育不健全，可使身材矮小、牙齿不整齐，并可患软骨症。在软骨症中，骨质松软，以致有腿骨弯曲、胸骨下凹等畸形现象出现。②成人如因消化吸收障碍，钙或维生素 D 从食物中摄入减少，以及肾脏和甲状旁腺功能减退等而引起低血钙，长期缺少钙质的补充，可产生骨质疏松，导致手足抽筋的痉挛症，甚或有癫痫发作等；目前，我国多数人每日钙摄入量较低，儿童钙缺乏较普遍，生长

发育期的儿童缺钙可引发婴幼儿及青春期佝偻病。防治缺钙首先应诊查、分析缺钙的原因，对症治疗十分重要，若为饮食中供给不足，除了口服钙剂外，饮食治疗将起决定性作用。通过饮食疗法补钙，巧借每日有针对性的餐饮，不仅可以改善缺钙现象，还可以增强机体的正常机能。有一点要引起充分重视的是，有时佝偻病患者，不是摄入的钙不足，往往是摄入的钙不能真正为人体所吸收，要补钙得先补充影响钙吸收的维生素 D，进行户外活动，多晒太阳。乳类、豆类、蕈类、干果类及海产品均含有丰富的钙，可根据口味选择使用，如水产品中的鱼粉、鱼松、虾皮、海带、紫菜；豆类中的素鸡、香豆腐干、百页（千张）、芝麻、黄豆粉、豆腐；乳类中的奶油、全脂奶粉；蔬菜中的荠菜、芹菜、雪里蕻、咸大头菜等。干果中的炒西瓜子、榛子等，均为人们十分喜爱的小食品，经常适量服食，也是大有裨益的。在补钙时，少吃含草酸高的食物，因为草酸含量过高，可以和钙结合成不溶性草酸钙，而影响钙的吸收。老菠菜、红苋菜、竹笋、茭白、芋头等，它们所含草酸量高，倘要食用，一是使用量少一点，二是配食过程中先在沸水中焯一下，沥水后入菜肴。

2. 最佳补钙食品

虾皮 性味甘、温，能补肾壮阳、通乳、脱毒。适用于肾虚阳痿、腰膝酸软、倦怠无力和妇女产后乳汁缺乏。虾皮，并不是虾的皮，而是毛虾的干制品。虾皮物美价廉，配在菜里、馅里或下馄饨、冲汤喝，都很鲜美。虾皮中含钙量很高，是任何食品无法比拟的，每 100 克食部虾皮含钙量高达 991 毫克，几乎是肉类食品含量的 100 倍。幼儿需供给钙 600 ～ 1000 毫克，青少年1000 ～ 1200 毫克，成人每日需钙量为 800 毫克，婴幼儿及青少年常吃虾皮，可促进骨骼、牙齿发育，防止佝偻病，是补充钙质的好方法。

牛奶 性味苦，平。本品为世人公认的高级滋补营养品，它含有人体所必需的蛋白质、脂肪、糖、维生素及矿物质，具有较高的生物效益，特别适合儿童、青少年饮用。在动物性食品中，含钙量最多的是牛奶。据分析，每一百克牛奶中含钙 114 毫克，并且容易为人体所吸收，所以牛奶为饮食补钙的佳品。

豆制品 系黄豆类制品，性味同大豆，甘，平。有滋补、活血、利尿、祛风、解毒等功效。黄豆被称为豆中之王，为植物蛋白的主要食物，有"植物肉"及"绿色乳牛"的美誉，真是老少皆宜。经常吃有特效。经过点卤的特殊操作程序加工制作的豆制品，如豆腐、豆浆、豆腐衣、豆腐干、百叶、乳腐、油豆腐、素鸡、腐竹等，其含量都很丰富。江苏地区所产的素鸡，每 100 克食部含钙量很高，达 319 毫克，豆腐干（小香干）的含钙量也高达 1019 毫克，是补钙的好食品。

油菜 性味辛、凉，含有丰富的钙。《食物本草》称其"和中，利大小肠"。近代研究也说：儿童、青少年、成人每天食用 500 克油菜，则钙、铁、胡萝卜素、维生素 C 等营养就能得到很好的补充。

3. 推荐补钙食谱

草鱼炖豆腐

原料：草鱼净肉 100 克，豆腐 100 克，笋 10 克，蒜苗 5 克，熟猪油 50 克，酱油、料酒、精盐、味精、葱、姜、鲜汤各适量。

制法：

①将草鱼肉洗净，顺长剖开，切成 1 厘米见方的丁；豆腐亦切成同样大小的丁；笋切 0.3 厘米厚的小方片。

②将炒锅置旺火上，放入油，烧至八成热时，把鱼丁煎黄，倒入料酒，加盖略焖，加入葱、姜、酱油、精盐，烧上色后，倒入鲜汤烧开，加盖转小火煨 3 分钟，下入豆腐、笋片，再焖 3 分钟，转旺火烧稠汤汁，加入味精，撒上蒜苗，盛入盘内即成。

功效：草鱼含有丰富的优质蛋白质、脂肪、糖及钙、磷、铁等矿物质和多种维生素。可补充充足的蛋白质及钙质，对促进生长发育十分有益。

虾皮豆腐

原料：豆腐 100 克，虾皮 15 克，熟猪油 15 克，酱油 25 克，精盐 1 克，白糖 1.5 克，葱姜末 4 克，水淀粉 3 克。

制法：

①将豆腐放入开水锅内烫一下，捞出沥水后切成 1 厘米见方的小丁；虾皮择洗干净，剁成细末。

②将炒锅置火上，放入猪油，烧热后下入葱姜末和虾皮，爆出香味后倒入豆腐，翻炒一下加入酱油、白糖、精盐及水 100 克，翻匀烧沸，转小火烧 2 分钟，用水淀粉勾薄芡，盛入盘内即成。

功效：虾能上能下，豆腐鲜嫩适口，富含优质蛋白质及钙质，适宜幼儿食用，尤其适宜钙缺乏症的幼儿。

奶汁豆腐

原料：豆腐 1 块，牛奶 25 克，胡萝卜、油菜叶各 10 克，花生油 25 克，水淀粉 5 克，精盐、味精、姜丝、鲜汤各少许。

制法：

①将胡萝卜、油菜叶分别切成 1.3 厘米见方的丁和片。

②将豆腐放入沸水锅内烫透，捞出过凉，也切成 1.3 厘米见方的丁。

③将炒锅置旺火上烧热，放入底油，油热下豆腐丁，煎至呈黄色时，下入姜丝，添入牛奶和鲜汤，加入精盐、味精烧沸后，转小火加盖焖至水乳交融、奶香腐香四溢时，转旺火，加入烫过的胡萝卜丁、油菜叶片，晃匀后，用水淀粉勾薄芡，盛入盘内即成。

功效：奶汁豆腐含有丰富的大豆蛋白质和钙、铁等矿物质，还含有丰富的维生素 A、维生素 C 及纤维素和胡萝卜素，极适宜幼儿食用。

蛋黄豆腐

原料：豆腐 100 克，鸡脯肉 35 克，熟咸鸭蛋黄 2 个，熟油 25 克，湿淀粉 5 克，精盐 2 克，味精 1 克，葱花 4 克，鲜汤少许。

制法：

①将鸡脯肉剁成泥，加入鲜汤调匀；熟咸鸭蛋黄（红色带油的最好）研成细泥，也加入鲜汤调和；豆腐烫过后用刀抹成细泥，

加入鲜汤调成糊。

②将鸡脯肉泥、咸鸭蛋泥、豆腐泥混合在一起，加入精盐、味精、湿淀粉和少许鲜汤，搅成泥糊。

③将炒锅置旺火上，放少许底油，热后下入葱花稍炸一下，随即放入一半泥糊，略炒一下，放入油和另一半泥糊，炒至熟，淋明油出锅即成。

功效：蛋黄豆腐含有丰富的蛋白质、钙、磷、铁、锌等矿物质和微量元素。其色泽油亮，形如豆沙，味道鲜香。适宜于幼儿食用，能补充蛋白质、钙、铁等多种营养素和矿物质，是促进生长发育的佳肴。

蛋黄豆腐

原料：嫩豆腐 20 克，草莓 1 个，橘子 3 瓣，蜂蜜、精盐各少许。

制法：

①将豆腐加水煮后，沥去水分。

②把草莓用盐水洗净后切碎，并把橘瓣剥去皮、去核、研碎，再与蜂蜜和精盐混合，加入豆腐中均匀混合，即可喂食。

功效：草莓拌豆腐含有丰富的蛋白质、碳水化合物、钙、磷、铁、锌及维生素 B_1、维生素 B_2、维生素 C 等多种营养素。可补充蛋白质及钙质。

草莓拌豆腐

原料：豆腐与牛血适量。

制法：豆腐与牛血（经加工的）固体结块切片，同炖。

功效：补钙。

牛血豆腐

原料：素鸡 250 克，牛肉 200 克。

制法：牛肉洗净后切成块或切成片，将素鸡在油锅内煸透至淡黄色，随后加葱、姜适量，加牛肉、黄酒共烧，10 分钟后加白糖、酱油、精盐、味精、胡椒粉适量熘翻数次，即可食服之。

素鸡烧肉

香干大蒜炒肉丝

原料：香干 4 块，大蒜 150 克，猪肉（以瘦为好）150 克。

制法：

①香干、大蒜、猪肉洗净后，均剖开切成丝，按常法，油锅中旺火熘炒至熟，加佐料调匀，即可服食。

②大蒜的丝段，也可在起锅前加入，再翻炒十几次即可。

功效：补钙。

香干慈姑木耳烩肉丝

原料：香干 4 块，猪肉 150 克，慈姑 100 克。

制法：香干 4 块，猪肉 150 克，洗净后剖开切成丝，慈姑 100 克，剔净洗后切成片，黑木耳 15 克，清水发泡后拣净，按常法烩炒。

功效：服食不仅口味可人，而且有很好的补养作用，还可补充足够的钙。

虾皮油菜炒香干

原料：虾皮 50 克，油菜 250 克，香干 2 块。

制法：虾皮 50 克，油菜 250 克，香干 2 块切丝，油锅内常法熘炒，可经常服食之。

功效：可充分补钙。

虾皮炒韭菜

原料：虾皮 50 克，韭菜 250 克。

制法：

①将虾皮洗净后泡发；韭菜洗后切成段。

②旺火油锅内先将韭菜煸炒数分钟，将虾皮放入熘炒后加精盐、料酒调味，起锅作菜肴服食。

功效：可充分补钙。

虾皮小葱烩肉丝

原料：虾皮 50 克，小葱 25 克，猪瘦肉 100 克。

制法：先将小葱切成小段，猪瘦肉切成丝；油锅内先将小葱、肉丝煸炒，加料酒、姜末，之后加虾皮旺火熘炒，加精盐调味后食服。

功效：可充分补钙。

虾皮炒鸡蛋

原料：虾皮 50 克，鸡蛋 3 个。

制法：

①将虾皮洗净后泡发；鸡蛋 3 个，破壳将蛋打匀。

②油锅内先将蛋煎炒成木樨状，将葱花、姜末熘香后加入虾皮，再炒数分钟，加碘盐调味后即可服食之。

功效：可补钙。

虾皮豆腐汤

原料：虾皮 50 克，嫩豆腐 200 克，葱花、姜末、料酒适量。

制法：

①将虾皮洗净后泡发；嫩豆腐切成小方块。

②加葱花、姜末及料酒，油锅内煸香后加水烧汤。

功效：可以充分补钙，常食有效。

鱼粉香菇肉丝豆腐汤

原料：香菇 50 克，肉丝 100 克，豆腐 250 克，鱼粉 25~30 克，胡椒粉适量。

制法：将香菇、肉丝、豆腐按常规烧煮成汤，用生粉勾芡，同时加入鱼粉 25 ～ 30 克，胡椒粉适量，烩匀，即可食服。

功效：补钙。

牛奶大枣粥

原料：牛奶、米、大枣适量。

制法：牛奶煮大米、大枣粥，常食之。

功效：治体虚、气血不足。

猪骨黄豆粥

原料：猪排骨 150 克，黄豆 50 克，大米 100 克，盐、葱、姜、味精适量。

制法：将猪排骨洗净，斩断成块状，待用。将黄豆洗净，用冷水泡发，入砂锅先煮沸，文火中煨 1 小时，将排骨放入同煮数沸后，再加入大米煨成粥，排骨黄豆煮至烂熟为宜。

功效：本方有补肾、长骨之作用。适用于婴儿、少儿及青少年旺盛生长期食疗补钙。

蜂蜜米饭

原料：牛奶 200 克，圆粒大米 40 克，蜂蜜 10 克。

制法：

①将牛奶入锅烧开，加入蜂蜜，撒入淘洗干净的大米，搅拌均匀，待大米没有生心，加盖，用微火焖 15 分钟。

②将米饭盛入小碗内，等完全晾凉后喂食。在晾凉过程中，饭粒会将牛奶全部吸收光。

功效：蜂蜜米饭含有丰富的蛋白质、碳水化合物、钙、磷、铁、锌及维生素 A、维生素 B_1、维生素 B_2 等多种营养素。能补充钙、铁等营养素，对婴儿发育十分有利。

麻酱花卷

原料：面粉 400 克，面肥 75 克，芝麻酱 20 克，花生油、精盐、碱面各适量。

制法：

①将面肥放入盆内，用温水 200 克溶开，加入面粉和成发酵面团，待酵面发起。加入碱液揉匀，稍饧。

②将芝麻酱放入碗内，加入精盐、花生油调匀。

③将发面团擀成长方片，抹匀芝麻酱，卷成卷，用刀切成 40 个相等的段，然后将每段摞起，拧成花卷放入屉内，用旺火开水蒸 15 分钟即熟。

功效：麻酱富含钙、磷、铁等幼儿生长所必需的营养素。幼儿食用能补充充足的钙、铁和蛋白质。处于生长发育期的幼儿可经常食用麻酱花卷。

牛奶饮

原料：牛乳 250 毫升。

制法：牛乳 250 毫升，每天清晨与早点一道服用，经常饮用。

功效：可以补钙。

牛奶生姜汁

原料：牛奶、生姜汁各适量。

制法：牛奶、生姜汁各半杯，煎取半杯，分为 2 次饮服。

功效：补钙并兼治小儿呕吐。

二、铁

1. 缺铁的饮食调养　儿童很容易发生铁缺乏，主要表现为生长发育缓慢，皮肤黏膜苍白，尤以口唇、指甲床、口腔黏膜、眼结膜等最为明显，还常表现出思想不集中、呆滞、不活泼、舌乳头萎缩、异食癖、心率增快、气促、心脏扩大并伴有收缩期杂音、易发生各种感染并难以痊愈等症状，最终导致严重的缺铁性贫血。铁缺乏的预防应从胎儿期开始。婴儿期应提倡母乳喂养，在 4 月龄时应补充富含铁和维生素 C 的食物，并合理添加辅食。铁的吸收、贮存和利用与多种膳食因素有关。当膳食中钙充足时，可除去抑制铁吸收的磷酸盐、植酸盐、草酸盐和碳酸盐，从而有利于铁的吸收；除牛奶和蛋类以外的动物性蛋白质食物可促进铁的吸收；维生素 A、维生素 B_2、维生素 C 充足时，亦可提高铁的吸收利用率。一般说来，植物性食物中铁的吸收率不足 10%，如粳米为 1%、小麦为 5%、莴苣为 4%、玉米为 3%。大豆中含铁量较多，吸收率不高，而且还会抑制同时食用的其他食物中铁离子的吸收，但经过加工的豆芽、腐乳和豆腐，铁的利用率却得到相当程度的提高。还应注意的是，蛋类和牛奶中铁的利用率仅为 3% 左右，不应过量地摄取蛋类和奶类食品。

预防铁缺乏的正确方法应该是，食品种类丰富，搭配合理，适量添加辅助食品，适当摄取动物性食品和含铁丰富、铁离子利用率较高的食物，如瘦肉、内脏、鱼类、动物血、大豆制品等。深色蔬菜中铁含量较少，利用率也较低，但仍不失为铁的重要来源之一。

2. 最佳补铁食物

乌鱼　性味咸、平。《日华子本草》谓其"通月经"。《医林纂要》亦称："补心通脉，和血清肾，去热保精。作脍食，大能养血滋阴，明目去热"。可煮食内服。乌鱼中含有人体不可缺少的铁、钙、磷等矿物质，是补铁佳品。

猪肝　性味甘、苦、温，具有补肝、养血诸功效。可治疗血虚萎黄、目赤、浮肿、脚气等病症。《随息居饮食谱》也载其"补肝、明目，治诸血病"。猪肝是我国人民传统的养血补肝食品，除了它富含蛋白质，提供高热量诸因素外，其所含微量元素磷、铁等均是相当高的，每100克食部肝的铁含量可达22.6毫克，足够儿童、青少年每日的需要量。但猪肝每周食用1～2次即可，不宜每日食用，以防止维生素A中毒。

黑木耳 性味苦、平，有凉血、止血之功效。《药性切用》谓其"润燥利肠"。《随息居饮食谱》亦称其"补气耐饥，活血，治跌仆伤"。木耳在我国有悠久的食用历史，普遍受人欢迎。黑木耳，其营养丰富，高蛋白而低脂肪低热量，不仅适用于高血脂、高血压、糖尿病患者，更因其含铁量高，每100克干木耳含铁量达185毫克，是养血补血的好食品。

海带 性味咸、寒。《医林纂要》称其"补心，行水，消痰，软坚"。海带的药用，在我国较早体现。最早见于《名医别录》、《嘉佑本草》等著作，又多用于瘿瘤（甲状腺肿大）、瘰疬（淋巴结核）、水肿、脚气病等病症。在日本，海带被称为"保健食品"、"长寿食物"。药理研究证明：海带中的褐藻酸钠盐有预防白血病和骨痛病的作用，对出血有止血功效。海带是含铁量高的食物，每100克食部含铁可达122～155毫克，这已经开始引起人们的重视和关注，用海带来调配烹饪菜肴，可以治疗缺铁性贫血。

3. 推荐补铁食谱

卤猪肝

原料： 猪肝500克，精盐25克，料酒15克，葱段20克，姜片15克，花椒4克，茄茴香7克。

制法：

①将猪肝洗净，片去筋，斜刀切成小块，用清水稍浸，捞出备用。

②将猪肝放入锅内焯一下，捞出用清水冲洗，放入锅内，加水烧开，撇去浮沫，下入葱段、姜片、花椒、茴香、料酒，转小火加盖煮制，等猪肝断生捞出。

③将原汤去净杂质，加入精盐调味后，把猪肝浸入卤内（卤汁应浸过猪肝）。

④食用时，切片放入小盘即成。

功效： 卤猪肝含有极丰富的微量元素锌、蛋白质、钙、铁、维生素 A 的含量也很丰富。幼儿经常食用极为有益，可有效地预防软骨病、缺铁性贫血及夜盲症。

花色豆腐

原料：豆腐 50 克，青菜 10 克，熟鸡蛋黄 1 个，淀粉 10 克，精盐、葱姜水各少许。

制法：

①将豆腐煮一下，放入碗内研碎；青菜叶洗净，用开水烫一下，切碎末后也放入碗内，加入淀粉、精盐、葱姜水搅拌均匀。

②将豆腐做成方块形，再把蛋黄研碎撒一层在豆腐表面，放入蒸锅内用中火蒸 10 分钟即可喂食。

功效：花色豆腐含有丰富的蛋白质、脂肪、碳水化合物及维生素 B₁、维生素 B₂、维生素 C 和钙、磷、铁等矿物质。豆腐柔软，易被消化吸收，能促进婴儿生长，是老少皆宜的高营养廉价食品。鸡蛋黄含丰富的铁质，对提高婴儿血色素极为有益。可经常食用。

猪肝丸子

原料：猪肝 15 克，面包粉 15 克，葱头 15 克，鸡蛋 15 克，西红柿 15 克。色拉油 15 克，番茄酱少许，淀粉 8 克。

制法：

①将猪肝剁成泥，葱头切碎同放一碗内，加入面包粉、鸡蛋、淀粉拌匀成馅。

②将炒锅置火上，放油烧热，把肝泥馅挤成丸子，下锅内煎熟；将切碎的西红柿和番茄酱下入锅内炒至呈半糊状，倒在丸子上即可喂食。

功效：猪肝和鸡蛋除含丰富的蛋白质外，还含丰富的铁，容易被婴幼儿吸收。经常让婴幼儿吃猪肝、鸡蛋，能保证婴幼儿血红蛋白维持在正常范围。

海带炖豆腐

原料：海带 50 克，豆腐 200 克，豆油 25 克。

制法：

①将海带用温水泡软洗净，切成菱形片；将豆腐切成小方丁，

海带炖豆腐

入沸水焯一下，捞起沥水。

②炒锅上旺火，舀入豆油熬熟。

③入葱花、姜末煸香，随即下清汤，烧开；用微火，放入海带片、豆腐丁，再加虾籽少许，盖上锅盖，炖 30 分钟，加碘盐、味精调制即可食服之。

功效：补铁。

海带鳝鱼炒干丝

原料：海带 50 克，鳝鱼 100 克，香干 4 块，豆油 25 克，海带、干丝、精盐、味精、胡椒粉各适量。

制法：将海带、鳝鱼、香干洗净，分别切成丝，炒锅舀入豆油 25 克，烧热，入葱姜后，即将鳝鱼丝放入熘炒，再加入海带、干丝同炒，起锅前加精盐、味精、胡椒粉，混匀，即可服食之。

功效：补铁，常食可治缺铁性贫血。

木耳香菇炒肉片

原料：黑木耳 50 克，香菇 50 克，鲜猪肉 250 克，葱、姜、料酒、精盐、味精各适量。

制法：将黑木耳、香菇水发泡软，去蒂后撕成片或切成丝；鲜猪肉洗净后切成片，以上分别在油锅内煸炒后起锅，加葱、姜、料酒、精盐、味精等，入锅混匀，旺火烹饪后即可服食。

功效：补铁。

芝麻酱香蕈炖豆腐

原料：香蕈 50 克，豆腐 250 克，芝麻酱 1 匙，葱、姜、碘盐适量。

制法：香蕈 50 克，豆腐 250 克，芝麻酱 1 匙，加葱、姜适量，加碘盐少许，炖煮服食。

功效：香蕈是补充维生素 D 的食品，可以预防佝偻病，也可治疗贫血。芝麻酱中的有效成分铁，是防治缺铁性贫血的佳品。

芝麻酱炒三丁

原料：猪瘦肉 150 克，豆腐干 150 克，新鲜毛豆 100 克，青椒 4 个、芝麻酱 1 匙、葱、姜各适量。

制法：将猪瘦肉洗净后切成小方丁；将豆腐干洗净，同样切成丁块；将剥好的新鲜毛豆按常法油锅内煸炒，加青椒（切成丝状）、芝麻酱及葱、姜少许，适量碘盐调味，炒熟起锅即可食服。

功效：经常吃对缺铁性贫血有效。

蛋黄泥

原料：鸡蛋1个，精盐、开水各少许。

制法：

①将鸡蛋连壳洗净，放入锅内煮熟，剥去蛋壳，除去蛋白，取其蛋黄，加入精盐、开水少许，搅烂即成。

②也可将蛋黄泥用牛奶、米汤、菜水等（略加一点盐或糖）调成糊状，即可喂食。

功效：蛋黄泥软烂适口，味道微咸，营养丰富，可营养大脑，满足婴儿对铁质的需要。

荠菜猪肝汤

原料：荠菜100克，猪肝50克。

制法：常法煮汤，经常服食。

功效：治缺铁性贫血。

猪肝枸杞汤

原料：猪肝100克，枸杞子50克。

制法：将猪肝洗净切块；将枸杞子去杂洗净。锅中加油适量，烧热后放入猪肝、葱、姜、料酒、盐煸炒。随后注入清水适量，放进枸杞子共煮，煮至猪肝熟透，用含碘盐、胡椒粉调味即可食服。

功效：补铁。

木耳肉片汤

原料：黑木耳150克，猪瘦肉150克，精盐、干淀粉、味精、酱油、胡椒粉适量，适量笋片。

制法：将水发黑木耳洗净；将猪瘦肉洗净，切成薄片放入碗内，用精盐、干淀粉拌匀。汤锅置旺火上，倒入清汤，放入黑木耳、熟笋片烧沸，下猪瘦肉片氽熟，去浮沫，加精盐、味精、酱油、胡椒粉等佐料，调匀即可起锅食服。

功效：治缺铁性贫血。

鸡血豆腐汤

原料:豆腐30克,熟鸡血15克,熟瘦肉、熟胡萝卜各10克,水发木耳5克,鸡蛋半个,鲜汤200克,香油2春,酱油1克,精盐2克,料酒2克,葱花2克,水淀粉5克。

制法:

①将豆腐、鸡血切成略粗的丝;黑木耳、熟瘦肉、熟胡萝卜均切成粗细相等的丝。

②将炒锅置火上,放入鲜汤,下入豆腐丝、鸡血丝、黑木耳丝、熟瘦肉丝、熟胡萝卜丝。烧开后,撇去浮沫,加入酱油、精盐、料酒,烧沸后,用水淀粉勾薄芡,淋入鸡蛋液,加入香油、葱花,盛入碗内即成。

功效:鸡血豆腐汤含有丰富的蛋白质、铁、胡萝卜素和纤维素。经常给幼儿吃,可使其血红蛋白保持正常标准。

猪肝绿豆粥

原料:猪肝200克,绿豆50克,大米100克。

制法:将猪肝、绿豆、大米加水煮成稠粥,分2次食用。

功效:补铁。

猪肝蛋粥

原料:猪肝50克,粳米50克,鸡蛋1个。

制法:取猪肝切细,与粳米相和,加水,煮粥,将熟时打入调匀的鸡蛋1个,并加盐、姜、味精等佐料,调匀,稍煮即可,空腹食之。

功效:可养肝明目,治肝虚、贫血、目昏等。

海带猪肝粥

原料:海带50克,猪肝100克,小米(或粳米)50克。

制法:取海带(浸洗切段)、猪肝(洗净切成细末状)与小米(或粳米),加水煮成粥,熟后加白糖,早、晚各吃1次,海带、猪肝、米同吃,连服1周。

功效:经常服食,可治缺铁性贫血。

木耳粳米粥

原料:水发黑木耳150克,粳米500克,白糖100克,红枣30枚。

制法:将水发黑木耳泡透,去蒂洗净。取粳米洗净,加进温水中泡软的红枣,锅置旺火上,加清水适量,共煮至沸。加入黑木耳以及白糖，文火煨煮成粥，服食之。

功效：常食可治缺铁性贫血。

蛋黄粥

原料：大米50克，蛋黄1个，清水500克。

制法：

①将大米淘净，放入锅内，加入清水，用旺火煮开，转微火熬至黏稠。

②将蛋黄放入碗内，研碎后加入粥锅内，同煮几分钟即成。

功效：蛋黄粥富含婴儿发育必需的铁质。

牛肉茸粥

原料：粳米50克，牛肉25克，干米粉20克，香菜、葱花各适量，植物油、酱油、精盐、白糖、淀粉各适量。

制法：

①将粳米洗净，放入锅内，加入清水烧开，并煮至粳米开花；把洗净的牛肉剁成茸，加入酱油、精盐、白糖、淀粉拌匀；米粉用热油炸香，捞出备用。

②将粥熬好后，放入调了味的牛肉茸，再煮沸时即成。

③装碗食用时，再加入熟油、香菜、葱花及炸香的米粉即成。

功效：牛肉茸粥含有丰富的蛋白质及铁质，还含有脂肪、碳水化合物及多种维生素和矿物质。适宜于幼儿食用，此粥能补充蛋白质和铁质，对强健骨骼有利。

麻心汤圆

原料：糯米600克，粳米150克，芝麻50克，白糖200克，猪板油50克，糖桂花5克。

制法：

①将糯米、粳米掺匀，淘洗两次，在冷水中浸12小时，带水磨成粉，放入榨袋榨干水分，取1/10上笼蒸熟，加入压干的水粉中揉透。

②将芝麻炒熟，磨成酱，加入去膜切碎的猪板油、白糖、糖桂花2.5克拌匀，做成50个馅心。

松散将揉好的粉团掐成50个剂子，逐个搓圆，用手托住，右

麻心汤圆

手拇指贴边，食指捺入剂子中心，顺时针旋转捏成酒盅形，把馅心裹入，收口，再搓圆即成。

④将锅置旺火上，放入 1500 毫升水，烧至沸时，下入汤圆，边下边推，使水旋转。煮至汤圆浮起，加适量冷水，保持微沸，要煮约半分钟，连汤盛碗，撒上余下的糖桂花即成。

功效：麻心汤圆含有丰富的蛋白质、脂肪、碳水化合物及多种维生素和矿物质。配料中所用的芝麻，每 100 克含蛋白质 21.9 克、脂肪 61.7 克、钙 564 毫克、碳 368 毫克，铁的含量高达 50 毫克，为各种食物之冠，对幼儿发育十分有益。

三、锌

1. 缺锌的饮食调养　锌是人体必需的微量元素，是体内 200 多种重要酶的组成成分或激活剂，特别对生长发育旺盛的儿童有极重要的意义。饮食中锌摄入不足、消化吸收障碍和体内消耗增多是引起儿童锌缺乏的主要原因。多见于慢性锌缺乏，首先出现食欲减退，味觉异常，可发生异食癖，继而出现生长发育减慢、身材矮小、性发育推迟。孕妇缺锌可引起胎儿生长迟滞，发生畸形，增加围产期并发症。缺锌时免疫力低下，易患各种感染性疾病，伤口愈合缓慢，皮肤容易发炎，头发枯黄脱落。血锌测定有助于锌缺乏的诊断，正常值为大于 11.48 微摩尔 / 升（750 微克 / 升）。头发含锌量波动较大，测定结果不易正常，常只能反映以往锌摄入情况。补锌后血锌上升，症状缓解有助诊断。

从孕妇开始就应重视摄入富锌食物，如多吃肉类、海产品以及乳、蛋、高蛋白食物，植物中草酸、植酸、纤维素与锌结合可降低锌吸收。初生婴儿尽量吃到母初乳，因初乳中含锌量高。提倡母乳喂养，合理添加辅食。年长儿应养成不偏食不挑食习惯，做到膳食平衡。低锌地区可在婴幼儿期给予锌强化食品，以增加锌摄入。

预防锌缺乏一般锌的推荐供给量为每日 5 ～ 10 毫克。确诊有锌缺乏时，用 1% 硫酸锌治疗，每日 0.6 ～ 1.5 毫克 / 千克（体重）。剂量过大超过 5~10 倍时可引起恶心、呕吐、腹痛、贫血等锌过量或中毒现象。服锌同时应增加蛋白质摄入，治疗缺铁性贫血，以加强疗效。治疗数周后症状未改善的应深入找寻有无其他病因。

2. 推荐补锌食谱

熟牛鞭

原料：牛鞭 1 根。

制法：将牛鞭洗净，用白开水煮熟，分数次服食。牛鞭，为雄性牛的外生殖器。性温、味甘咸。以体大肉质坚硬，完整，附有睾丸，无残肉油脂为佳。

功效：具益肾壮阳、强筋骨、补气血，治疗锌缺乏症的功效。

牡蛎芡实粥

原料：牡蛎肉 250 克，芡实 120 克，牡蛎壳 20 克。

制法：先将牡蛎壳水煎去渣取汁，再同牡蛎肉、芡实同煮为粥。每日分次食用，连用 5 ～ 7 日。

功效：具滋阴清热、养血补虚之功效。治疗锌缺乏症。

四、铜

1. 缺铜的饮食调养　铜是氧化性酶类的成分，体内含量仅 100 ～ 150 毫克，血清铜浓度每百毫升血为 105 ～ 120 微克。铜参与体内重要的氧化还原过程，对造血功能，维护骨骼、血管、皮肤、毛发及神经系统的正常结构和功能具有重要作用。铜缺乏可引起脑组织萎缩、骨质疏松、贫血和皮肤、毛发异常等征象。人体对铜的需要不多，婴儿每天为 80 毫克 / 千克（体重），儿童每天 40 ～ 80 微克 / 千克（体重），成人每天约为 30 微克 / 千克（体重）。一般饮食中均可供铜 2 ～ 3 毫克，吸收率约为 40% 左右。临床一旦发生缺铜症状，饮食疗法就十分重要。

铜广泛分布于食物中，不偏食是预防缺铜症的主要措施。缺铜时宜补充动物肝、肾等内脏，甲壳类、坚果类、叶菜类以及鱼肉等含铜量相当高的食物。荠菜、茄子、芋头、小胡桃、葡萄干等每千克含铜量均在10毫克以上，猪肝每千克含铜量更高，达25毫克，倘若每天食服50～100克猪肝，其补铜量就足够了。

2. 推荐补铜食谱

油炒鲜茄

原料：茄子500克，大蒜20克，生姜3克，葱白5克，味精、酱油、盐适量。

制法：将茄子洗净，切成细长块，用菜油旺火炒烧，加上大蒜、生姜、葱白等调料，并加味精、酱油、盐，再以文火烧。连食数日。

功效：可补充体内含铜量，且具有暖脾胃、清血热、行气止痛和增食作用。

清蒸茄子

原料：鲜茄250克，食盐、胡椒、麻油、味精、姜丝各适量。

制法：取鲜茄加入少量食盐，隔水清蒸，调入胡椒、麻油、味精、姜丝，连食数日。

功效：可补充体内含铜量，具有健脾胃、通经、活血、滋养、利水疗效。

芋头煨猪肉

原料：芋头100克、猪肉（瘦）50克。

制法：将芋头、猪肉（瘦），共煮汤食用。

功效：补铜，具有滋阴润燥、养胃益气之功。连食数次，可治病后烦渴、少气乏力等病症。

芋头山药粥

原料：芋头200克，山药50克，大米50克，盐、味精各适量。

制法：用芋头、山药、大米，加水煮粥，调适量盐、味精，时常服食。

功效：补铜，具有补脾胃、除烦止渴、益气增食之功，对治疗气虚乏力，纳少口渴等症也有效。

五、磷

1. 缺磷的饮食调养　人体内的无机盐含量，以钙最为丰富，其次是磷，约占体内无机盐总量的25%左右。磷和钙同为组成骨、齿的主要成分，它们结合成磷酸钙，存在于骨骼中，体内含磷约600克，骨、齿中就占80%。磷也为组成细胞核蛋白的主要成分之一，尤其是对神经细胞最为重要，且为多种辅酶和磷脂的组成原料，而磷脂是构成细胞的必要成分，可由食物供给，也可由体内合成。在磷脂中比较重要的有卵磷脂和脑磷脂。卵磷脂普遍存在于组织脏器中，尤以脑、精液、肾上腺和红细胞中较多，具有促进肝脏脂肪代谢的作用，且能预防脂肪肝，促进脂肪乳化，有利于胆固醇溶解与排泄。脑磷脂存在于脑髓、血小板等处，与血液凝固有关。

　　磷参与蛋白质、脂肪、碳水化合物的新陈代谢，碳水化合物和脂肪的吸收与中间代谢，都需要磷酸化合物作为桥梁，并与能量的产生、转运和贮存等多项生理功能有关。在三磷酸腺苷和磷酸肌酸中的磷，具有储存及转移能量的作用，也是肌肉收缩时所必需的物质。磷对维持体内酸碱平衡也是不可缺少的。由于磷广泛存在于食物中，因此缺磷较为少见。但是，当维生素D不足，患有甲状旁腺功能亢进症、慢性肾炎等疾病时，可发生低血磷。缺磷影响骨骼的代谢和生长发育，可引起小儿的骨齿发育不良，可致骨质松化症。缺磷可使红细胞易破损，血小板功能障碍而引起出血倾向，还可产生厌食、乏力、头晕、发音困难等症。磷的每日需要量，成人为1.32克，儿童为1.46克，孕妇及乳母为2克，骨折时磷的需要量增加，一旦发生缺磷症，除了服用含磷的相宜药物外，日常生活中的饮食疗法成为极为重要的有效措施。膳食中钙与磷的比例与其吸收和利用有关，许多专家认为成年人膳食中最适宜的钙磷之比应为1：1.5左右。因此，一般说来，如果膳食中钙和蛋白质含量不充足，磷也能满足需要，却有缺磷征兆时，应多食含磷丰富的食物，如乳类、蛋类、鱼类、肉类。在植物性食物中，以粗粮、豆类、坚果和蔬菜中含量较多。维生素 D 的存在和参与可促进磷的吸收，因此，在缺磷时宜同时补充维生素 D 及有关食品。

2. 推荐补磷食谱

地黄煮鸭蛋	**原料：**鸭蛋 2 个，地黄 50 克。 **制法：**将鸭蛋、地黄，同煮熟，鸭蛋去壳后与原汤煮 30 分钟，饮汤食蛋。 **功效：**可治疗虚火牙痛、阴虚、手足心发热诸症，经常服食之，其补钙、磷效果好。
焖烧猪大排	**原料：**猪大排 500 克，葱、姜、料酒、香醋各适量。 **制法：**将猪大排置高压锅内，加葱、姜、料酒及适量香醋，清水没其面，焖烧放气后再烧 20 分钟，温热状态加少许精盐和味精，调匀后食服之，此时其肉香嫩酥软，骨节部位均能嚼食。 **功效：**猪大排，兼有瘦肉和猪骨、猪髓的补益功效。补肝益血，添髓壮骨，补充体内磷不足。
黄豆排骨蘑菇汤	**原料：**黄豆 100 克，排骨 500 克，蘑菇 50 克。 **制法：**将黄豆、排骨、蘑菇，加水煨汤，分次口服。 **功效：**可治疗钙、磷缺乏症。
三丝银鱼汤	**原料：**银鱼 100 克，冬笋 25 克，冬菇 10 克，料酒、碘盐适量。 **制法：** ①将银鱼去头尾洗净沥水；将冬笋、冬菇温水泡发洗净与蛋皮分别切丝。 ②用油滑锅，入素油烧热，入银鱼煸翻几下，烹入料酒，入碘盐调味。 ③舀入清汤一碗，入冬笋、冬菇，蛋皮三丝及姜丝、葱丝等，

烧沸后撇去浮沫，洒上胡椒粉即可服食之。

功效：银鱼可食部含钙、磷都相当高，因而作羹、作汤，或煎、或炒均有很好的食疗价值。

六、碘

1. 缺碘的饮食调养 碘是合成甲状腺激素的主要成分，是人体内重要的微量元素之一。碘与身体和智力发育、神经和肌肉组织的功能、循环活动和各种营养素代谢均有密切关系。食物中碘缺乏可引起促甲状腺素分泌增加，长期刺激可引起甲状腺肿大及甲状腺功能减退，以远离海洋的内陆山区发病率较高。孕妇缺碘，子女可发生呆小病或克汀病，以甲状腺功能低下、甲状腺肿、智力迟钝和生长迟缓为特征。正常人每日需碘 0.1 ~ 0.3 毫克。我国碘的供给量标准为：初生婴儿 40 微克，7 个月婴儿 50 微克，学龄前儿童 70 微克，学龄儿童 120 微克，青少年 150 微克，成人 150 微克，孕妇 175 微克，乳母 200 微克。人体所需的碘，可从饮水、食物和食盐（加碘盐）中获得，因此，缺碘症的防治主要依赖饮食治疗。

碘广泛存在于海产品中，可多进食海产品，如海鱼、海虾、蛤蜊、海蜇、海带、紫菜、发菜、淡菜、干贝、海参等。缺碘地区可在食盐中加碘，或将碘加入食油，制成碘化油。常食之，对地方性甲状腺肿有预防作用。以干紫菜、干发菜为例，每 1000 克含碘量分别为 18000 微克、11800 微克。干海带的碘含量还要高得多，每 1000 克含碘 240000 微克，按乳母每日供给量标准计算，够一个人用 3 ~ 4 年。

2. 推荐补碘食谱

海带汤

原料：海带适量。
制法：将海带煨汤当菜吃，每日食用。

功效：连续食用对治疗甲状腺肿有效。

紫菜萝卜汤

原料：紫菜15克，白萝卜250克，陈皮30克。

制法：将紫菜切碎、萝卜洗净切丝，陈皮剪碎，共放入锅内加水适量，煎煮30分钟，出锅前可酌情加调味品，吃萝卜、紫菜，喝汤。每天1～2次，连服数周。

功效：可治气血瘀结型的单纯性甲状腺肿。

牛肉罗宋汤

原料：精牛肉200克，土豆75克，番茄75克，卷心菜35克，胡萝卜35克。洋葱20克，葱、姜各10克，植物油25克，番茄酱20克，盐2.5克，白糖15克。

制法：

①将牛肉洗净，用一干净锅，内放清水750克，放整葱、姜，放入牛肉，锅放炉火上大火烧开，小火焖，焖至牛肉酥烂，捞出牛肉及其余渣汁。

②胡萝卜、洋葱、土豆、卷心菜洗净切成1厘米见方的片，番茄去籽切成片，熟牛肉切成1厘米见方的片。

③炒锅放火上，烧热加油，将洋葱下锅熬出香味，加番茄酱，糖炒透，加牛汤、卷心菜、土豆、胡萝卜和盐，大火烧开，小火烧约20分钟，加牛肉、番茄酱，烧开后即成。其特点为色泽红亮，味浓香而鲜。

功效：牛肉含丰富优质蛋白质，加之各种蔬菜配合，营养较全。其中土豆含有丰富的粗纤维、蛋白质、无机盐及维生素。番茄含有丰富维生素C。胡萝卜是胡萝卜素，也是维生素A的主要来源。多种营养素相配合，是儿童较为理想菜肴之一。

海带开洋汤

原料：水发海带100克，开洋20克，香豆腐干2块。葱花少许，盐1.5克，酒1.5克，鸡汤500克。

制法：

①海带洗净切成细丝，开洋用水泡软后斩成碎末，豆腐干切

海带开洋汤

成细丝，用开水焯一下。

②炒锅放置炉火上，放入鸡汤，先放海带，大火烧开，转小火烧约 15 分钟，放开洋，烧约 5 分钟，加入豆腐干、盐、酒、葱花，烧开后装入汤碗。其特点为口味鲜美，营养丰富。

功效:海带含有丰富碘质,加以开洋及豆腐干植物蛋白相搭配,起到独特的营养价值。

三丝蛋饼

原料:鸡蛋 250 克，精肉 25 克，竹笋 35 克，海带 35 克，酱油 15 克，葱花 10 克，盐 4.5 克，黄酒少许，植物油 10 克，鲜汤 300 克，淀粉 10 克。

制法:

①将鸡蛋打入一容器中，加酱油、盐 3 克、葱花、酒打散加入鲜汤 275 克，拌匀上笼蒸约 40 分钟，熟即取出，放置一边。

②肉切丝，笋切丝，海带切细丝（先把海带煮熟),肉丝加蛋清、盐、淀粉上浆，滑油，可与蛋一起蒸熟。

③炒锅放置炉火上,加少许油烧热,放入葱花,下笋丝、海带丝、加鲜汤 25 克，加盐 1 克，放入肉丝烧开，用湿淀粉勾芡，淋少许香油，拌和，起锅，浇在蒸好的蛋上即成。其特点是蛋嫩，味鲜，加上笋和海带,别有风味。蛋不可蒸得过老,可大火烧开,中火蒸熟。

功效:蛋类含丰富蛋白质，海带含有极丰富的碘。

第四章 壮骨食谱精选

一、壮骨与饮食

　　欲使骨骼发育良好及维护其健康，首先必须供给人体充足的造骨原料，即壮骨食品。钙、磷、镁这三种物质是组成骨骼所需无机盐的主要成分，而维生素 D 则是造骨和骨代谢活动中不可缺少的物质。维生素 A 与维生素 C 也参与骨骼有机质的合成。

　　上述营养素广泛地存在于各种食物中，成年人只要饮食合理，不至于出现这些营养素的缺乏。然而，正处于生长发育旺盛时期的婴幼儿、儿童、少年及孕妇、授乳期妇女和老年人，由于对钙、磷等造骨原料的需求相对增多，如果饮食上不进行合理的调整，则会引起造骨营养素的缺乏。如一位成年女子，每日需钙 600 毫克，而在授乳期，需要量则增加至每日 2000 毫克。下述食品均是理想的壮骨食品：

　　（1）各种蛋类不仅含钙、磷多，同时还含有较多的维生素 A、维生素 D，且几乎都存在于蛋黄中，给孩子吃蛋时不要弃掉蛋黄。

　　（2）各式各样的大豆制品，含有相当多的造骨原料钙和磷质。在蛋、乳类不足的情况下，可以多吃豆制品。用石膏点成的豆腐脑儿或做成的豆腐，含钙尤足。

　　（3）牛、羊、猪肝中，含有十分丰富的维生素 A 和维生素 D，可帮助钙质吸收，辅助骨化。

　　（4）在各种蔬菜中，以油菜、芹菜、大白菜、萝卜和茄子含量较多。同时，绿叶蔬菜又是维生素 C 的主要来源。

　　特别是前面提及的那些相对地需要多摄入钙质的人群，应比一般人多吃些蔬菜，以壮其骨。

二、骨质疏松与饮食防治

随着年龄的增长，机体代谢变化，骨质的损耗大于生长，使单位体积的骨组织减少或骨密度降低，导致骨质疏松。这是老年人，尤其是绝经期妇女的常见病。有人认为骨质疏松只不过是机体老化过程中的一种正常现象。但实际情况是骨质疏松并非老化过程中的正常现象，而是衰退现象。许多70～80岁的老人也有坚实的骨头。至于骨质疏松的原因，则很复杂，迄今仍众说纷纭。现将诸多因素罗列如下：

缺钙确是骨质疏松的重要原因，但不是唯一的原因。估计人体每日钙的亏损可达30～50毫克，每年骨质丢失的速率达1%。因此，人逾50岁后骨质总量可减少约30%。体内钙的丧失又有多种原因。当你多吃精白糖后，它会妨碍钙进入骨中。胃中缺乏盐酸会妨碍钙的吸收，并使尿中排出的钙量增加。绝经后有40%的妇女极少分泌胃酸，因此吸收的钙少，而随尿排出的钙增多。绝经不管早迟，都意味着丧失雌激素，从而使过多的钙脱离骨组织。草酸与钙结合后将钙带出体外（甜菜、巧克力、可可、芹菜和菠菜中均含草酸）。酒类（含有酒精）像糖一样，限制胃中盐酸的分泌，使镁丧失。咖啡中的咖啡因（每天喝一杯无妨）、吸烟等会使绝经期提前而使钙丧失过多，加速骨质损失。如膳食中缺钙，钙、磷不平衡（高磷饮食降低钙的吸收）。人体中镁钙之比约为1：2，缺镁时，钙也丧失。其他如抗酸剂、阿司匹林、矿物油（口服或化妆品中的）、可的松、促肾上腺皮质激素、抗癫痫药、大量饮水、出汗过多等均有影响。许多人从年轻到年迈，虽然都能摄取足够的钙，但仍不能加强骨的结构，究其原因是他们体内缺乏维生素D。在细胞中钙的吸收和利用同维生素D有密切关系。国外有研究表明，每天摄取3毫克的硼，就能使钙停止丧失，同时体内的镁、磷亦减少丧失。

有的专家提出，为防止绝经后骨质疏松，最好是在十几岁时补充钙，这时每天摄取的钙能决定40年后骨头健壮的程度。人逾50岁后骨质总量减少约30%，此时一般X线检查即能查出。而早期骨质受损，则须通过骨扫描查出，或用核磁共振这种先进的无放射性危害的检查方法查出。若发现维护牙齿的骨结构有衰退现象，就表示骨质疏松正在发生。如发现人变矮、驼背、骨或关节疼痛，最能说明问题的迹象是手背皮肤呈半透明状，此时骨质疏松的症状已感明显了，这就增加了治疗的难度。所以要及早检查、防治为好。

首先，平时应注意在膳食中增加或补充钙和维生素 D（或增加日照时间），建议孕妇、授乳妇女、绝经前后的妇女和老年人的每日钙摄入量应不低于1500毫克。高蛋白饮食有可能增加尿与粪中钙的排出，据研究，每摄入蛋白质 1 克约需钙 10 毫克。另外，有一点易被人们疏忽的是，缺乏活动消耗身体中的钙。

日常饮食调理对防治老年骨质疏松症具有重要意义。

（1）多吃含钙量丰富的食物，如猪排骨、脆骨、蛋、虾皮、海带、发菜、豆类、木耳、银耳、紫菜、黄花菜、豆腐、豆腐皮、榨菜、雪里蕻、炒南瓜子、橄榄、苋菜、香菜、芹菜、小白菜、柑橘、核桃仁、乳酪等。

（2）多吃含维生素 C 的食物，如酸性水果、新鲜蔬菜，保证钙的吸收。

（3）多吃牛奶、鸡蛋、鱼、鸡、瘦肉等保证蛋白质的摄入。

（4）多吃含胶原蛋白的食物，如蹄筋、猪蹄、鸡、鸭爪、翅膀等。

（5）少吃或忌吃过甜、过咸食品及刺激性食物，如可可、咖啡等并忌油腻。勿吸烟。

三、壮骨的食物选择

牛肉　为牛科动物黄牛或水牛的肉，性味甘、平。每 100 克牛肉含蛋白质20.1 克，脂肪 10.2 克，钙 7 毫克，磷 170 毫克，铁 0.9 毫克，维生素 B_1 0.07 毫克，维生素 B_2 0.15 毫克，烟酸 6 毫克，此外，尚含维生素 A。牛肉是完全蛋白质食品。功效为补脾胃、益气血、强筋骨。牛肉专补脾胃，人之气血精液皆由脾胃而化生，因此补脾胃，即能益五脏，养精血，强筋骨。《本草纲目》云："安中益气，养脾胃，补虚壮健，强筋骨，消水肿，除湿气"。《本草拾遗》称其"补虚，令人强筋骨，壮健"。《增补食物秘方》也说牛肉"补虚弱，壮筋骨"。

香菇　为侧耳科植物香蕈的子实体，又称香蕈、香信等。性味甘、平。每

100 克鲜香菇含蛋白质 14.4 克，碳水化合物 59.3 克，钙 124 毫克，磷 415 毫克，铁 25.3 毫克，还含有维生素 B₁、维生素 B₂、维生素 C 以及多种人体必需氨基酸和降血脂的物质。美国科学家在香菇中找到了一种干扰素的诱导剂，能诱导体内干扰素的产生，从而使人体产生免疫作用，不易感冒。《现代实用中药》认为香菇"为补偿维生素 D 的要剂，预防佝偻病，并治贫血"。所以，常食富含维生素 D 的香菇（1 克香菇中含有 128 国际单位的维生素 D）不但对儿童，就是对老年和孕妇也是大有益处的，可以防止因缺乏维生素 D 所引起的佝偻病和骨质疏松症。

木瓜 为蔷薇科植物贴梗海棠的果实，又名木瓜实、铁脚梨等，性味酸、温，含有丰富的苹果酸、酒石酸、枸橼酸等有机酸及维生素 C、胡萝卜素等，还有鞣质和黄酮类。木瓜有强筋骨的作用。《清异录》说："木瓜性益下部，若脚、膝筋骨有疾者，中用焉。故方家号为铁脚梨"。《本草拾遗》认为木瓜"下冷气，强筋骨，消食"。故古方中的强筋骨的药酒配伍中，最为多见的是木瓜。因此食木瓜益筋骨。但是，多食也不好，《食疗本草》云："不可多食，损齿及骨"。

粳米 为禾本科植物稻的种仁。又名大米、硬米等，性味甘、平，含有蛋白质、脂肪、碳水化合物、磷、铁、钙、维生素 B₂、维生素 B₁。功效补中气、强筋骨，有通血脉、好颜色，聪耳明目的作用。《日华子本草》说："壮筋骨，补肠胃"。《滇南本草》对粳米的评价尤为全面："治诸虚百损，强阴壮骨，生津，明目，长智"。因此，难怪将粳米作为主食的习惯一直尚袭至今。《备急千金要方》称其："平胃气，长肌肉"。对脾虚烦闷，不思饮食引起的肌肉消瘦者，长期坚持食用有作用。粳米煮粥后，可见上面浮一层醲滑的膏油（米油），其性味甘、平，营养丰富，滋阴长力。《本草纲目拾遗》说："黑瘦者食之，百日肥白"。由此可见粳米又是肥健食品。

人乳 性味甘平。含蛋白质、脂肪、碳水化合物、维生素 A、维生素 B₁、维生素 B₂、维生素 C、钙、磷、铁，还含有微量元素铜、锌、镍、钴等。人乳汁是诸乳汁中营养最丰富的。功效补血、润燥、润肤泽肌。人乳是使人健美、延年益寿、驻颜耐老的美容佳品。清代医学家王孟英把人乳的作用概括为："补血、充液、填精、化气、生肌、安神、益智、长筋骨、利机关、壮骨养脾、聪耳明目"。据《千金食治》记载："补五脏，令人肥白悦泽"。

何首乌 又名首乌、制首乌等，性味苦、甘、涩，微温。根和茎含蒽醌类。主要成分为大黄酚、大黄素，还含有淀粉，粗蛋白，卵磷脂。具有补肝益气、养血祛风、健美延年功效。何首乌入药、做粥、做酒，常食具有使人面色红润、头发乌黑的作用。因何首乌中含有丰富的卵磷脂，是构成神经组织、白细胞及细胞膜的主要成分，不但可抗动脉硬化，而且能促进毛发生长，因而有乌发美髯、延年益寿的功效。现代医学研究证明,何首乌有降血脂及胆固醇、增强机体抗寒能力、促进红细胞生成等作用。《开宝本草》中称何首乌能"益血气，黑须发，悦颜色，久服长筋骨，益精髓，延年不老"。

四、推荐壮骨食谱

枸杞羊脊骨

原料：生枸杞根1000克，白羊脊骨1具。

制法：

①将生枸杞根切成细片，放入锅中，加水5000毫升，煮取1500毫升，去渣。

②将羊脊骨锉碎，放入砂锅内，加入熬成的枸杞根液，微火煨炖，浓缩至500毫升，放瓶中密封，备用。（此方亦可用枸杞子或增加适量枸杞子），每日早、晚空腹用绍兴黄酒兑服浓缩药液30毫升。

功效：补肝养血，补肾壮骨。

地黄金龟

原料：乌龟1个（重约900克），熟地30克，菠菜100克，黄酒15克，独蒜10个，姜5克，葱4根，味精1克，盐5克，水豆粉5克，熟鸡油5克。

制法：乌龟宰杀后放净血，开龟壳，取出整形去内脏，放入开水中烫5分钟，斩去脚爪，用刀在其腹部划成块，不破皮，入碗，使其腹部朝上，加入熟地、姜、葱、黄酒、蒜、味精、盐入笼蒸烂。菠菜余焯后入其垫底，将龟肉扣菠菜上，蒜放周边，水豆粉调好味，取汁浇至龟肉上即可食。佐餐食用。

功效：滋阴清热，补血壮骨，润肤荣泽。

宜忌：食龟肉忌食苋菜、鸡蛋；病邪未净者忌食。

糖醋焖鲫鱼

原料：鲜鲫鱼（长度15厘米左右者）500克，食醋、酱油、白糖、泡红辣椒各20克，菜籽油200毫升（约耗80毫升），姜丝、葱花、花椒油、味精、水各适量。

制法：先将鲫鱼宰杀去鳞、鳃，剖腹去肠杂后洗净，沥干，红辣椒切丝。然后置锅加入菜籽油，旺火烧至油六七成热时，逐次加入鲫鱼，将鱼炸成金黄色，肉质酥后舀出多余的油，再加入适量的水及食盐、酱油、糖、醋、葱花、姜丝和泡红辣椒丝，继续焖煮至水开后，改用中火焖煮一段时间，至汁浓时加入花椒油、味精，随后改用文火煨至汁呈黏稠状时，停火起锅。单食或佐餐食用。

功效：醒脾暖胃，健脑壮骨，利水消肿。鲫鱼中含有其他食物所少有的二烃基丙酮（DHA），对健脑、增智、提高判断力和记忆力极为有益。最适宜于青少年学生食用。

冰糖蛤士蟆

原料：干蛤士蟆油45克，罐头青豆15克，枸杞子10克，甜酒汁30克，冰糖50克，葱、姜适量。

制法：

①将蛤士蟆油盛入瓦钵里，加清水500毫升和甜酒汁克，以及葱节、姜片，蒸2小时，使其初步胀发后取出，去掉姜、葱，沥尽水。

②除去蛤士蟆上面的黑筋膜，大的瓣成数块，盛于钵内，加清水500毫升，甜酒汁克，蒸2小时，使其完全胀发，捞入大汤碗中。

③枸杞洗净，将清水（180毫升）、冰糖盛入大碗内，蒸1小时，待冰糖溶化时弃去沉淀物，倒入盛有蛤士蟆油的碗内，撒入枸杞子、青豆即可。可于早、晚空腹食用。

功效：滋补肝肾，强筋壮骨。

烧牛蹄筋

原料：牛蹄筋 250 克，青菜心 25 克，胡椒粉 0.1 克，酱油 10 克，生姜 5 克，料酒 10 克，干团粉 0.4 克，味精 0.1 克，牛蹄筋原汤 50 克，植物油 25 克，葱 5 克。

制法：

①将生牛蹄筋放入小砂锅里，加 3 倍水，用文火煮至八成烂时取出，去骨，切成约 6 厘米的条状，原汤留用；青菜心切成宽条，与牛蹄筋相仿；干团粉加水 20 毫升调成糊状。

②用热油锅煸青菜，随即将牛蹄筋、料酒、生姜、酱油及原汤一起倒入，煮开后，加味精及调好的团粉汁，熟后加胡椒粉即成。佐餐服用。

功效：益气补中，强筋壮骨。任何人均可服食。

九龙根炖肉

原料：九龙根（龙须藤根）30 克，黄酒 250 毫升，猪精瘦肉 500 克，生姜、葱、食盐、味精各适量。

制法：先将九龙根捣碎，研末，将猪精瘦肉洗净，切块，入砂锅，下九龙根末、黄酒、生姜、葱等，搅匀，置火上煮熟，熟后加食盐、味精少许调味即可。以 3～5 天为 1 个疗程，日服 2 次，分早、晚温热服食，猪肉和汤同食。

功效：祛风湿，行气血，解郁积，壮筋骨，补脾益胃。

土茯苓龟

原料：土茯苓 400 克，乌龟 2 只，葱、姜、料酒、味精、盐各适量。

制法：将乌龟放盆中，加热水，使其排尽尿液，开水烫死，去头、爪、内脏，洗净。将土茯苓洗净，水煎 1 小时，再将龟连甲一并放入锅内，加葱、姜、料酒、盐炖 3 小时，调入味精。早、晚餐食肉饮汤。

功效：养血补血，祛风湿，强筋骨。

枸杞炖羊肉

原料：羊腿肉 150 克，枸杞子 20 克，葱、姜、料酒、盐、味精各适量。

枸杞炖羊肉

制法：

①将羊腿肉整块入开水锅内煮透，放入冷水中洗净血沫，切成方块。葱切成段，姜切成片。

②铁锅烧热，下羊肉、姜片翻炒，烹入料酒炝锅，炒透后，将羊肉同姜片一起倒入大砂锅内，放入枸杞、清汤、盐、葱，烧开，撇尽浮沫加盖，用小火炖，待羊肉炖烂，尝好口味，挑出葱、姜，放入味精即可。佐餐随量服用。

功效：补肾强筋。

鸡茸蹄筋

原料：蹄筋350克，鸡脯肉50克，鸡蛋清3个，料酒、精盐、葱末、生粉各适量。

制法：

①将蹄筋切成段，加水烧开片刻后，捞起备用；鸡脯肉去筋放在肉皮上敲成细茸，放入碗中用水化开，加料酒、盐、生粉和蛋清等调成薄浆。

②锅内放清油，烧熟后和入蹄筋和调味品，待入味后，将鸡茸浆徐徐倒入，浇上葱、油即成。佐膳服食。

功效：温中益气，大补五脏，强筋健骨，疏通乳络。

壮筋鸡

原料：乌雄鸡1只（500克左右），三七5克，黄酒、酱油适量。

制法：将乌雄鸡去毛及内脏，洗净；将三七切片，纳入鸡腹中，加少量黄酒，隔水清炖。佐餐，蘸酱油食。

功效：补虚强筋接骨。适用于骨折的辅助治疗。

罗汉大虾

原料：对虾12个，鱼肉泥60克，鸡蛋清1个，豆嫩苗12棵，火腿末、油菜末各3克，油菜叶、清汤各150克，味精2克，料酒12克，玉米粉15克，白糖15克，熟猪油45克，姜丝6克，食盐适量。

制法：

①将对虾去头、皮、肠子，留下尾巴，片开，剁断虾筋，挤干水分，撒些味精，先两面蘸玉米粉，再放在鸡蛋清中蘸一下，

罗汉大虾

最后把背面蘸上面包渣，码在盘子里。

②将鱼泥用蛋清、玉米粉、味精、盐、熟猪油拌成糊，抹在对虾上，在糊面中间放一根火腿丝，然后用筷子按一遍。

③将对虾用干净温油炸熟。盘中先放好生菜叶，把对虾剁成两段，对齐，码成圆圈状即可。佐餐食。

功效：补肾兴阳，强筋壮骨。

宜忌：阴虚火旺者忌服。

薏米烧鹌鹑

原料：鹌鹑 10 只，薏米 20 克，黄芪、生姜、酱油各 10 克，胡椒粉 3 克，猪油 50 克，肉汤 1000 克。

制法：

①将薏米洗净；黄芪洗净切片；鹌鹑宰杀后去毛、内脏及脚爪，洗净，入沸水锅中焯去血水，对剖成两块；姜洗净切片；葱洗净切长段。

②净锅置火上，加猪油烧至六成热，下姜片、葱煸出香味，放肉汤、鹌鹑、黄芪、薏米及诸调料，大火烧开，打去浮沫，改用文火煨至肉烂，用武火收汁，装盘即成。佐膳服食。

功效：益气健脾，行水祛湿。适用于脾胃气虚、筋骨软弱、小便不利及水肿、腹泻、暑湿等症。

益智鳝段

原料：干地黄 12 克，菟丝子 12 克，净鳝鱼肉 250 克，净笋 10 克，黄瓜 10 克，木耳 3 克，酱油、味精、盐、淀粉、料酒、胡椒面、姜末、蒜末、香油、白糖各适量，蛋清 1 个，高汤少许。

制法：

①将菟丝子、干地黄煎两次，取汁过滤。

②水发木耳，调水淀粉。

③鳝鱼肉切成鱼片，笋切片，黄瓜切方片。

④将鳝鱼片放入碗内加水淀粉、蛋清、盐、药汁煨好，放温油中划开，待鱼片泛起，滗入笊篱。

⑤原勺留油，炸蒜末、姜末，下笋片、黄瓜片、木耳、鱼片，

益智鳝段

加盐、味精、白糖，烹料酒、高汤，淋香油出勺装盘，撒上胡椒面即成。佐餐食。

功效：菟丝子古人认为它是"补肾养肝，温脾助胃之药也"，具有益精髓、坚筋骨、止遗泄之作用。久服可明目轻身延年。菟丝子配合滋阴补血的地黄及益气健脾的鳝鱼制成此菜肴，确有益智增力之作用。

人参鹌蛋

原料：人参15克，黄精20克，鹌鹑蛋30个，精盐、白糖、味精、麻油、料酒、水淀粉、高汤、葱末、姜末、酱油、醋各适量（以上为8人量）。

制法：

①将人参焖软，切片，放入瓷碗中蒸两次，收取滤液。

②黄精煎两遍取其滤液，浓缩，与人参液混合。

③将鹌鹑蛋洗净，煮熟，分一半用黄精药汁、盐、味精腌渍15分钟；另一半用麻油炸成金黄色备用。

④另用小碗将高汤、白糖、盐、酱油、味精、醋、药汁、水、淀粉等兑成汁。

⑤另起锅，用葱、姜末炝锅，将炸好的鹌鹑蛋同兑好的汁一起下锅，久翻，淋麻油出锅，装在盘中间，外围摆放炸好的鹌鹑蛋。佐餐食用。

功效：鹌鹑蛋味甘性平，有补五脏、益中续气、实筋骨作用。鹌鹑蛋的营养价值很高，特别是含有丰富的脑磷脂、卵磷脂，是构成神经组织与大脑组织的主要物质。人参除了具有滋补强壮抗衰作用外，还具有明显的防治脑老化症状、改善智力水平的作用。

宜忌：服用此药膳时，不要吃萝卜，不宜喝茶。

板栗烧牛肉

原料：鲜牛肉750克，板栗300克，葱、姜、盐、料酒各适量。

制法：牛肉入沸水余透，切块；板栗煮熟去壳、皮，与牛肉分别下油锅炸一下，加水适量，加料酒、葱段、姜片、盐，烧至牛肉熟烂即可。佐餐食用。

功效：补脾肾，强筋骨。适用于形体消瘦者服食。

锅贴杜仲腰片

原料：猪腰 200 克，杜仲 10 克，核桃肉 50 克，补骨脂 8 克，火腿 150 克，猪肥膘肉 200 克，面粉 50 克，酱油 5 克，花椒粉 1 克，姜末 5 克，胡椒粉 1 克，熟油 5 克，湿淀粉 10 克，热菜油 70 克。

制法：

①将补骨脂、杜仲、核桃肉去净灰渣，烘干制成粉末；猪腰片去腰臊，切成薄片，再改切成宽 2.5 厘米、长 5 厘米的块；火腿、肥膘肉切成同样大的片；鸡蛋清加面粉、中药末、湿淀粉、熟油调成浆。

②把肥膘肉摊开，抹上蛋清浆；贴上腰片，入油锅中炸成金黄色即成。食用时撒上花椒面即可。

功效：补肾固精，温补肾阳。核桃能补肾精、壮阳气。杜仲能补肾、强筋骨。

栗子炖鸡

原料：板栗 150 克，鸡 1 只（约 1500 克），姜块 20 克，葱 3 根，精盐 6 克，绍酒 15 克。

制法：板栗去外壳。葱、姜洗净，姜拍破，葱切节。将鸡杀死，放净血，去净毛、内脏及脚趾、嘴尖，洗净。将锅置火上，加清水，放入鸡烧沸，撇净血沫，加绍酒、姜块、葱节，加板栗，炖至鸡肉、板栗熟透。加精盐调好味。佐餐食用。

功效：滋五脏，美容颜。板栗熟食补肾气、强筋骨；鸡肉温中益气、滋养五脏。此菜常食，有益脾胃、生气血、美肤驻颜的功效。

茉莉花氽鸡片

原料：生鸡脯肉 120 克，茉莉花 24 朵，鸡蛋 2 个，料酒、精盐、味精、胡椒粉、水淀粉、鸡清汤各适量。

制法：

①鸡蛋去黄留清；鸡脯肉剔去筋洗净，切成薄片，放入凉水内泡一下，捞起用干布压净水分。把盐及水淀粉、鸡蛋清调匀，

茉莉花氽鸡片

拌入鸡片；茉莉花择去蒂后洗净。

②水烧开，锅离火，把鸡片理平逐片下锅，再上火略氽，捞出。

③烧开鸡清汤，用盐、味精、胡椒粉、料酒调好味。盛热汤再把鸡片烫一下，捞入汤碗内。放入茉莉花，注入调好的鸡清汤即成。佐餐食用。

功效：鸡肉有益五脏、补虚损、健脾胃、强筋骨、活血络、调月经、止白带等多种功效。鸡蛋能养心安神、补血、滋阴润燥。茉莉花性味甘温，具有提视醒脑、理气开郁、祛秽和中之功效。三料合用则共具补虚健胃、补血调经、提神醒脑之功。适用于五脏虚损面虚烦之人食用。对于贫血、疲倦乏力者尤适用。健康人食之能防病强身。

附片蒸羊肉

原料：鲜羊肉1000克，制附片30克，葱、姜、料酒、肉清汤、食盐、熟猪油、味精、胡椒粉各适量。

制法：

①将羊肉刮洗干净，整块随冷水下锅煮熟，切成肉块。

②取大碗一只，放入羊肉（皮朝上）、附片、料酒、熟猪油、葱节、姜片、肉清汤、食盐，然后隔水蒸3小时。食用时，撒上葱花、味精、胡椒粉即成。可单食或佐餐食用。

功效：补阳强心，壮骨。

宜忌：本品适宜于冬季食用。阴虚火旺、颧红唇赤、虚烦不寐、潮热盗汗者忌服。

法制黑豆

原料：黑豆500克，山萸、茯苓、当归、桑葚、熟地黄、补骨脂、菟丝子、旱莲草、五味子、枸杞子、地骨皮、黑芝麻各10克，食盐适量。

制法：

①将黑豆用温水泡30分钟备用。

②将以上中药装入纱布袋内，扎紧口，放入锅内，加水适量，煎煮，每半小时取煎液1次，再加水煎煮，如此共取煎液4次，

法制黑豆

合并煎液，放入锅内。

③药液锅内倒入黑豆，放入食盐，先以武火烧沸，再用文火煎熬，至药液干涸，即停火。

④将黑豆曝晒至干，装入瓶中贮藏备用。每日随量嚼食。

功效：补肾，益精，强筋壮骨。

牛蹄筋花生汤

原料：牛蹄筋100克，花生米（带红衣）150克，红糖适量。

制法：牛蹄筋与花生米共放砂锅或铁锅中，加水500毫升，文火炖煮2小时，至牛筋与花生米熟烂，汤汁浓稠时，加入红糖，搅匀即成。装入干净容器中，分次食之。

功效：养血补气，强壮筋骨。适用于各种贫血，白红细胞减少症、血小板减少症及骨折后期筋骨萎软无力。

气血滋补汤

原料：乌骨鸡肉、净鸭肉各500克，鸡血藤30克，仙鹤草25克，狗脊、夜交藤各20克，菟丝子、女贞子、旱莲草、桑寄生各15克，合欢皮、白术、熟地、生地、川断各10克，人参6克，葱、姜等作料各适量。

制法：

①将十四味中药水煎取浓汁，滤去药渣备用；鸡、鸭肉沸水汆后切成块备用。

②将砂锅置中火上，锅内下垫鸡骨，加入鲜汤烧开，放入鸡鸭肉块，加入葱、姜、花椒、鸡骨，加精盐、味精、胡椒粉调好味即成。食肉，饮汤。

功效：气血双补，强筋壮骨，养心安神。

羊肾杜仲五味汤

原料：羊肾2个，杜仲5克，五味子6克，料酒、葱、姜、味精、盐各适量。

制法：将羊肾洗净，去掉臊腺，切碎；杜仲、五味子用纱布包扎，与羊肾同放砂锅内，加水适量及葱、姜、料酒。炖至熟透后，加入盐、味精调味。空腹服。

功效：温阳固精，补肝肾，强筋骨。

杜仲羊肾汤

原料：杜仲 10 克，羊肾 2 个，调料适量。

制法：羊肾去脂膜，洗净切碎，与杜仲同入砂锅，加入适量水，炖至熟透后，去渣，经调味即可。空腹食用。

功效：温阳固精，补肝肾，强筋骨。

杞杜鹧鸪汤

原料：枸杞子 30 克，杜仲 6 克，鹧鸪 1 只，水发木耳、水发蘑菇各 25 克，胡椒粉、姜片、葱节、鸡汤、鸡油、料酒、食盐、味精各适量。

制法：

①将鹧鸪宰杀，洗净，入沸水锅中氽透，捞出，剁块；杜仲刮去老栓皮，洗净备用。

②锅中注入鸡汤，放入鹧鸪块和作料及中药，用中火炖 60 分钟至肉熟烂，放入木耳、蘑菇，烧开后拣去葱姜、杜仲，淋上鸡油即成。佐餐食用。

功效：补肝肾，益心力，强筋骨。健康人食之能补虚强身。

宜忌：阴虚火旺者忌用。

五味杜仲炖羊肾汤

原料：羊肾 2 个，杜仲 15 克，五味子 6 克。

制法：羊肾切开去脂膜，洗净切片；杜仲、五味子分别洗净，将以上用料一起放入炖盅内，加水适量，用文火隔开水炖 1 小时，调味食用。佐餐食，食羊肾，饮汤。

功效：温肾涩精，收摄蛋白，强筋健骨。

北菇凤爪汤

原料：北菇 100 克，鸡脚 16 只，瘦肉 250 克，生姜 5 片，酒半汤匙。

制法：北菇浸软去蒂洗净。鸡脚去黄衣，斩去脚趾，把瘦肉放入开水中煮 5 分钟倒出，洗净。取适量水煮开，加入鸡脚、瘦肉煲 1 小时，加入北菇、生姜、白酒煮至鸡脚软烂，调味即成。佐餐。

功效：强筋接骨。适用于骨折。

当归猪胫汤

原料：当归 20 克，猪胫骨（粗者）500 克，食盐适量。

制法：将当归切片，猪胫骨砸成小块，连同附着的少许筋肉，一起放入锅内，加水适量，置火上煮汤，水沸 1 小时（高压锅 15 分钟）后，加食盐调好味即成。取汤温服。每日 1 次或隔日 1 次，可连用 1 ~ 2 个月。

功效：补阴血，益肝肾，强筋骨，壮腰脊。适用于骨折恢复期病人的营养食疗。

宜忌：猪胫骨以新鲜为宜；有腐变者忌用。

鹿角胶熟地汤

原料：鹿角胶 15 克，熟地 50 克，肉桂 5 克，白芥子 10 克，麻黄、姜炭各 2 克，生甘草 6 克。

制法：将以上各味同放砂锅内，加水适量煎煮。每日服 1 次。

功效：补肾虚，强筋骨。

鸡茸鲮鱼汤

原料：鲮鱼 2 尾(约 500 克)，母鸡肉 100 克，鸡蛋清 1 个，精盐、黄酒、水生粉、姜片、味精、葱花各适量。

制法：

①将鲮鱼去鳞、鳃及肠杂，拌入精盐、胡椒粉，以黄酒渍 10 分钟；鸡肉剁成茸，加蛋清、黄酒、盐、水生粉搅拌至黏，塞入鱼腹内。

②将锅中加适量水烧沸，放入姜片和鲮鱼，倒入黄酒，用文火煮 1 小时，调入盐、味精、葱花即可。佐餐，食肉，饮汤。

功效：益气血，强筋骨，祛风湿。

牛筋当归汤

原料：牛蹄筋 50 克，当归 50 克，葱、生姜、精盐、味精等适量。

制法：将牛蹄筋剔除杂肉，同当归一起放入砂锅，摆上葱节、姜片，注入清水适量，置文火上炖之，待蹄筋酥烂后，拣出当归、葱节、姜片，加入精盐、味精调好味即可服食。食筋饮汤，每日 1 次，1 次食完，15 天为 1 个疗程。

功效：养血活络，补肝强筋。

姜汁牛肉饭

原料：鲜牛肉 100～150 克，米 250 克，姜汁、花生油、酱油各适量。

制法：将鲜牛肉切碎剁成肉糜，放碗内，加入姜汁适量，拌匀后放酱油少许、花生油适量，再拌匀；待锅内米饭将熟时，把姜汁牛肉倒入饭内焖 15 分钟，即可进服。当饭吃，可经常服用。

功效：祛寒健胃，补中益气，强筋健骨，消水肿。适用于病后脾胃虚弱、大便糖泄、久泻脱肛、体虚浮肿。

脆鳝面

原料：鳝鱼丝 250 克，黄酒 20 克，酒油 100 克，白糖 100 克，葱 1 根，姜 1 块，胡椒粉 0.5 克，细盐 1 克，鲜汤 500 毫升，生油 1000 克（实耗 50 克），麻油 2.5 克，面条 500 克。

制法：

①鳝鱼丝放入开水中烫一下，捞出沥去水分。

②炒锅烧热，放生油。在旺火上烧至油八成热时，将鳝鱼丝炒开，放入锅内炸。炸时要不断翻动，炸至无响声，鳝丝发硬，即用漏勺捞出。

③原锅倒出余油，放酱油、黄酒、白糖、葱、姜、鲜汤做成卤汁，将鳝鱼丝倒入锅里，上下翻动，使卤汁粘在鳝鱼丝上，淋上麻油，出锅放到煮好的面条上（碗内另加汤、调料）并撒上胡椒粉即成。随量食用。

功效：补虚助力，祛风湿，强筋骨。

补肾健脑糕

原料：核桃仁 30 克，柏子仁 20 克，莲子 25 克，枸杞子 15 克，黑芝麻 20 克，玉米粉、淮山药粉各 200 克，红糖少许。

制法：先将核桃仁打碎，莲子去芯；然后把黑芝麻碾碎，与柏子仁、枸杞子相合，加少量红糖，同玉米粉、淮山药粉做成糕，蒸熟即可食用。每日早餐服食 30 克。

功效：补肾固精，健脑益智，壮腰强筋，养血明目，延年益寿。

栗子糕（一）

原料：生板栗 500 ~ 1000 克，大米粉 250 ~ 500 克，白砂糖 250 ~ 500 克。

制法：

①先把生板栗放入锅内加水煮沸半小时，晾凉后，剥去外皮，取栗子肉，然后研成细粉。

②将栗子粉同大米粉，以及白砂糖一并拌和均匀，加水适量，再搅拌如泥。

③把栗子糖泥压入木模，做成饼状，放入锅内蒸熟即可。每日早、晚当作点心，每次 1 ~ 2 块，空腹食用，连用 7 ~ 10 天，隔 3 日再服。

功效：补胃气，壮肾气，强筋骨。适用于小儿行迟、筋骨不健、脚弱无力、身体虚弱等症。

宜忌：小儿感冒发热或腹胀、便秘者勿食。

栗子糕（二）

原料：栗子 2000 克，糯米粉 1500 克，蜂蜜 250 克。

制法：将栗子晒干后剥去外壳，加工成细粉，与糯米粉混匀，加入蜂蜜和适量水，合成面团，搓成长条，揪成剂子，将每个剂子均制成小圆饼，两面粘上少许栗子粉。摆在蒸锅中，用旺火蒸熟即成。随量食。

功效：养胃健脾，补肾强筋。适用于脾胃虚弱、消化不良、腰腿疼痛、关节炎等症。

重阳糕

原料：米粉 1500 克，栗子泥 500 克（熟栗子去壳捣烂），熏青豆 100 克，黑芝麻 100 克，红枣泥 100 克，瓜子仁 50 克，松子仁 50 克，糖青梅丝 50 克，糖荠白丝 50 克，红糖 350 克，熟猪油 250 克，糖桂花 10 克。

制法：

①先将米粉、栗子泥和红糖 250 克拌和即成糖粉。然后取 1/3 的糖粉加入猪油和剩余的红糖，混合成油糖粉备用。

②熏青豆、黑芝麻、红枣泥、瓜子仁、松子仁、糖青梅丝、

重阳糕

糖荸白丝放在一起拌和，备用。

③将拌好的糖粉和油糖粉过筛后，分三层放到蒸笼中，上、下放糖粉，当中一层放油糖粉，然后将拌和的果料撒在糕面上，再撒上桂花，蒸前用刀划成斜方块，蒸熟后取出即可（食用宜新鲜，食时需蒸热）。随意食用。

功效：养胃健脾，补肾强筋。适用于脾胃虚弱、消化不良、腰腿酸痛、关节炎等症。

羊骨粥

原料：新鲜羊骨 1 千克，加粳米（或糯米）100 克，细盐、葱白、生姜各适量。

制法：取新鲜羊骨 1 千克，洗净捣碎，加水煮汤，然后弃骨取汁，加粳米（或糯米）100 克，待粥将成时，加入细盐、葱白、生姜各适量。再煮沸片刻即成。

功效：补肾气，强筋骨，健脾胃。适用于腰部活动不适、腿膝无力、筋骨挛痛等症。

石斛粥

原料：鲜石斛 30 克（干品 5～15 克），粳米 50 克，冰糖适量。

制法：取石斛加水煎半小时以上，去渣取汁，入粳米、冰糖再加水同煮，至米开粥稠即成。温热服食。

功效：滋阴清热，养胃生津。

宜忌：本品须打碎久煎。

仙人粥

原料：何首乌 30～60 克。粳米 60 克，红枣 3～5 枚，红糖（或冰糖）适量。

制法：先将何首乌用砂锅煎取汁，去渣后加入粳米、红枣，文火煮粥，待粥熟，加入适量红糖或冰糖，再煮 1～2 沸，趁热服食。每天服 1～2 次，7～10 天为 1 个疗程。间隔 5 天再进行下一疗程。

功效：养血益肝，固精补肾，健筋骨，乌须发。

宜忌：大便溏泻者不宜食用。服药粥期间忌食葱、蒜，忌冷服。熬煮时禁用铁锅。

雀儿粥	**原料**：雀儿 5 只，葱白 3 节，小米 50 克，料酒适量。 **制法**： ①将雀洗净切细；葱白切段。 ②先将雀儿肉煸炒，然后加入料酒，煮少时，加水，下米煮粥。待将熟时，下葱白及调料，再煮 1 ~ 2 沸即成。空腹食用。 **功效**：益气壮阳，强筋壮骨。
鹿胶粥	**原料**：鹿胶 10 克，粳米 50 克。 **制法**：先以粳米煮粥，将熟时，加入鹿胶，稍煮，使其烊化，调匀即成。空腹食之。 **功效**：温补肝肾，强筋壮骨，活血消肿。
骨碎补磁石粥	**原料**：骨碎补 15 ~ 20 克，磁石 20 克，粳米 100 克，白糖适量。 **制法**：先将骨碎补、磁石煎煮，取汁去渣，再将粳米放入砂锅内煮粥，待粥将熟时，加入白糖稍煮即可。每日 1 ~ 2 次，3 ~ 5 日为 1 个疗程。 **功效**：补益肝肾，强健筋骨。
杜仲乌鸡粥	**原料**：杜仲 20 克，乌鸡 1 只，粳米 100 克，葱、姜、盐适量。 **制法**：先将杜仲煎煮，取汁去渣，再放收拾干净的乌鸡、粳米一同煮粥，粥熟后加入葱、姜、盐，待沸即可。每日 2 次，空腹服食。 **功效**：补肝肾，壮筋骨。
加味仙人粥	**原料**：何首乌 30 ~ 60 克，熟地 30 克，当归 10 克，粳米 60 克，红枣 3 ~ 5 枚，红糖（或冰糖适量）。 **制法**：先将何首乌、熟地、当归用砂锅煎取汁，去渣后入粳米、红枣，文火煮粥，待粥熟加入适量红糖或冰糖，再煮 1 ~ 2 沸即可。每日 2 次，趁热服食，7 ~ 10 日为 1 个疗程。 **功效**：养血益阴，固精补肾，健筋骨，乌须发。 **宜忌**：大便溏泄者不宜食用。服药期间忌食葱、蒜，忌冷服。

羊骨糯米粥

原料：新鲜羊骨500克，糯米50～100克，生姜3～5片，葱白2节，盐适量。

制法：将羊骨洗净，打碎，加水适量煎汤，取汁代水，入糯米煮粥，待粥将熟时，加入精盐、生姜、葱白稍煮即可。每天早晚空腹温热服用，10～15天为1个疗程。

功效：补肾肝，强筋骨，健脾胃。适用于血小板减少性紫癜、再生障碍性贫血。

双凤壮阳粥

原料：麻雀5只，子公鸡1只，补骨脂、巴戟天、淫羊藿各15克，粳米250克，盐、姜适量。

制法：将麻雀、公鸡宰杀，脱毛去内脏，取肉待用，诸药布包入砂锅加水，煎汤去渣，将肉、药汁、姜、盐、粳米同煮成粥。每日1～2次，温热服。

功效：补肾壮阳，强筋健骨。

磁石粥

原料：磁石30～60克，粳米100克，生姜、大葱少许。（或加猪腰子，去内膜，洗净切细）

制法：将磁石捣碎，于砂锅内煎煮1小时，滤汁去渣，再入粳米（或加少量猪腰）、生姜、大葱，同煮为粥。可供晚餐，温热食。

功效：养肾气，强筋骨，重镇安神。

益气黄鳝羹

原料：黄鳝1尾，当归身、党参、黄芪各20克，葱白、生姜、生粉、细盐各适量。

制法：

①将黄鳝去头及内脏，取鱼肉洗净，切成肉丝或肉丁备用。

②将当归、党参、黄芪同放入砂锅内，加水约两碗，煎沸30分钟左右，捞出中药，取其浓汁备用。

③把参芪、当归汁倒入小锅内，加少量清水，放入鳝鱼丝同煮；沸后改用文火煨烂，最后加入葱白末和生姜末及生粉、细盐，再煮5分钟即可。每日1次，每次服一小碗，温热食用，连用7日。

功效：益气血，补虚损，壮筋骨，强精力。

鹌脯桂圆羹

原料:鹌鹑脯肉 150 克,桂圆肉 100 克,藕粉 25 克,冰糖 50 克,桂花 2 克,鲜汤 250 毫升,鲜姜 10 克,精盐 0.5 克。

制法:

①将鹌鹑脯肉和桂圆肉分别切成豌豆粒大的丁,生姜去皮拍松。

②汤锅加多量水上火烧开,放入鹌鹑肉丁氽烫一下,捞出装入小盅内,加鲜汤、姜块、冰糖、桂圆肉、精盐,盖严后放入蒸笼内蒸 20 分钟,熟透捞出。

③汤锅洗净,倒入已蒸酥烂的鹌鹑脯肉、桂圆烧开,再下桂花,用藕粉勾芡,装碗即成。佐餐食用。

功效:强筋骨,增精神,补血。适用于病后体弱者及儿童、老人等咀嚼能力较差者进补,亦适用于神经衰弱及贫血患者进补。

何首乌茶

原料:何首乌 60 克。

制法:将何首乌切成薄片,沸水冲泡。代茶饮用,至味淡为止;每日 1～2 次。

功效:补肝,益肾,养血,祛风。

灵芝茶

原料:灵芝草 10 克。

制法:将上药切成薄片,沸水冲泡。代茶饮,每日 1 次。

功效:补中益气、坚筋骨、益寿延年。

桑寄生茶

原料:桑寄生(干品)15 克。

制法:上药煎煮 5～10 分钟。代茶饮服,每日 1 次。

功效:补益肝肾,强健筋骨。

枸杞明目茶

原料:枸杞子 20 克。

制法:将枸杞子洗净,放入铝锅中,再加适量水,旺火煮沸后再改为中火煮 15 分钟即成。每日 1 次,可分数次代茶频饮。

功效:滋阴明目,安神养血,强筋骨,美容颜。

川芎胡桃茶

原料： 雨前茶 9 克，胡桃肉 15 克，川芎 2 克。

制法： 上三味（寒多加胡椒 1 克）入茶毂内以滚开水冲泡。趁热频频服之。

功效： 补肾，强筋骨，定寒热。适用于寒热疟疾。

杜仲茶

原料： 杜仲叶、优质绿茶各等分。

制法： 将上述二味共制粗末，混匀，用滤泡纸袋分装，每袋 6 克，封贮于干燥处。每日 1~2 次，每次 1 袋，沸水冲泡 10 分钟，温服。或杜仲叶 10 克，绿茶 3 克，沸水冲泡 10 分钟；或水煎，每日 1 次，温服。

功效： 补肝肾，强筋骨。

槐桃茶

原料： 细茶叶、槐子、核桃肉、芝麻各 15 克。

制法： 上药入罐内，加水两碗，熬至一碗。每日 1 次，热服。

功效： 补肾壮骨，祛风止痛。

牛膝复方酒

原料： 石斛、杜仲、丹参、生地各 60 克，牛膝 120 克，酒 1.5 千克。

制法： 将石斛、杜仲、丹参、生地各 60 克，牛膝 120 克，共捣碎置净瓶中，用 1.5 千克酒浸泡，密封口，7 天后可饮用。每次饭前温服 1 小盅。

功效： 补阳壮骨，活血通络。

喇嘛酒

原料： 核桃仁、龙眼肉各 100 克，怀牛膝、杜仲各 15 克、豨莶草、白术、川芎、白芍、茯苓、丹皮各 12.5 克，醇酒 1250 毫升，烧酒 3750 毫升。

制法： 将上述药加工研碎，用纱布袋装好，扎紧口，然后放入装有醇酒的瓷瓶内，隔水煎 2 小时待冷，再加入烧酒，密封浸泡 7 天后即成。根据酒量酌饮，早、晚各服 1 次，每次不超过 30 毫升。

功效： 养肝肾，补气血，强筋骨。

白花蛇酒

原料：白花蛇 1 条，秦艽、当归、羌活、五加皮、防风各 50 克，白酒 1500 毫升。

制法：将白花蛇去头尾各 10 厘米，用白酒浸透，去骨刺取肉，再将其余六味药装入纱布袋里，与白酒共置入罐内，密封浸泡 15 天后取酒饮之。每日 1 ~ 2 次，每次饮服 10 ~ 15 毫升。

功效：祛风通络，强筋健骨。

五加皮酒

原料：南五加皮 100 克，白酒 1000 毫升。

制法：将南五加皮切碎，放入白酒中，将口密封，浸泡 10 天即可饮用。每日 2 次，每次饮服 10 ~ 15 毫升。

功效：祛风湿，强筋骨。

第五章 影响发育的常用疾病防治食谱

一、佝偻病

1. 佝偻病的饮食防治　本病是一种小儿常见的营养缺乏症，属中医"疳证"、"鸡胸"、"龟背"、"五软"、"解颅"、"背偻"等范畴，现代医学称为维生素 D 缺乏性佝偻病，是由体内维生素 D 不足而引起全身钙、磷代谢失常，继而导致骨骼病变。发病时的最早表现为烦躁不安、夜惊、多汗，随后是体格发育障碍，如方颅、前囟门大、出牙晚、胸部肋串珠、肋外翻、鸡胸、脊柱弯曲、下肢变异、腕部及踝部呈圆钝肥厚的手镯、脚镯形等。

从饮食上防治本病，应注意以下几点：

（1）加强孕妇与乳母饮食，摄取富含维生素 A、维生素 D、钙的食物。

（2）提倡母乳喂养，出生后 1～2 周开始每日给婴儿服用维生素 D 500～1000 国际单位，连续服用至 2～3 岁；早产儿、体弱儿、多胎儿尤应尽早服用。

（3）及时添加富含维生素 D 和钙的辅助食品，如蛋黄、肝泥、鱼肝油制剂、虾皮、菜末、果汁、米汤等，还应多晒太阳以增加维生素 D 和协助体内钙、磷吸收。

（4）1 岁以上的幼儿应全面提高饮食质量，每天固定摄食牛奶、鸡蛋、豆腐、绿叶蔬菜、食糖、主食。

（5）培养定时定量进餐的良好饮食习惯，少吃零食，不能偏食、挑食。

（6）治疗其他疾病，如慢性腹泻、消化不良、慢性气管炎和寄生虫病，以防影响机体对维生素 D 和钙、磷的吸收利用。

2. 佝偻病防治食谱

芝麻酱香蕈炖豆腐

原料：香蕈 50 克，豆腐 250 克，芝麻酱 1 匙，葱、姜、碘盐各适量。

制法：香蕈、豆腐、芝麻酱，加葱、姜适量，加碘盐少许，炖煮服食。

功效：香蕈是补充维生素 D 的食品，可以预防佝偻病，也可治疗贫血。芝麻酱中的有效成分铁，是防治缺铁性贫血的佳品。

虾皮豆腐

原料：虾皮 20 克，豆腐 50 克，盐、味精各适量。

制法：将虾皮洗净；豆腐用沸水烫过捞出切小块。虾皮入锅，加水半碗煮，再将豆腐块入锅，共煮沸 10 分钟，放盐、味精调味即可。吃豆腐喝汤，每日 1 剂，连用 2 周。

功效：适用于脾肾虚弱型佝偻病。

虾皮炒韭菜

原料：虾皮 20 克，韭菜 250 克。

制法：将韭菜洗净，择去黄叶，切成寸段。虾皮水发，洗去浮灰。锅内放油，油热后将虾皮与韭菜同炒。佐餐食用。

功效：温肾补骨。适用于小儿佝偻病。

煮田螺

原料：田螺、酱油、醋各适量。

制法：将田螺洗干净，放于沸水锅中煮熟，挑田螺肉蘸酱油、醋吃。可经常服用。

功效：补钙。适用于因钙代谢失调而引起的小儿软骨病及关节炎。

龙骨荷包蛋

原料：生龙骨 30 克，鸡蛋 3 个。

制法：生龙骨久煎取汁，打入鸡蛋，做成荷包蛋。第二次再将生龙骨 30 克，与第一次用过的生龙骨同煎，取药汁煮荷包蛋。每日 1 次。吃蛋饮汤。

功效：滋阴敛汗，壮骨安神。适用于佝偻病，症见多汗易惊、夜寐不宁、神疲消瘦、手足心热或低热、咽痛等。

猪骨菠菜汤

原料：猪脊骨或腿骨、菠菜各适量。

制法：将猪骨砸碎，加水熬成浓汤，加入洗净切段开水焯过的菠菜稍煮即成。饮汤吃菜，最后将骨髓吃下。每日2次，可连续服用。

功效：养血壮骨。适用于小儿佝偻病。

乌贼骨龟板汤

原料：乌贼骨10克，龟板12克，茜根草6克，红糖适量。

制法：将上三味水煎，去渣，加红糖调服。1日内分2～3次服完。

功效：滋阴养血。适用于小儿佝偻病。

清炖二骨汤

原料：猪骨头500克，乌鱼骨250克，盐适量。

制法：将猪骨、乌鱼骨洗净、砸碎，入锅加清水适量，炖成白色浓汤，弃渣，加盐适量调味即可。喝汤，每日1～2次。可经常食用。

功效：补虚益肾，补充钙质。可辅治小儿软骨病、出齿不齐、发育缓慢、头颅畸形等症。

猪骨汤

原料：猪骨头、醋、葱、姜、蒜、味精、食盐各适量。

制法：将骨头洗净、砸碎，入锅加醋少许，再加水至浸过猪骨，再放入葱、姜蒜、食盐等调味品，熬煮约3小时至汤浓，放入味精即可。饮服。每日2～3次，每次服汤1碗。

功效：补钙。可辅治小儿佝偻病及老年妇女的骨质疏松症。

龟甲乌鸡骨汤

原料：龟甲30克，乌鸡胫骨2对，核桃50克，盐、味精适量。

制法：将龟甲、乌鸡骨打碎，加水适量，文火炖约2小时，再加核桃、盐，继续炖至核桃熟烂即成。食时加味精调味。每日1次，宜常食。

功效：补肾精，填骨髓，充囟门。适用于佝偻病，症见头颅骨软、囟门迟闭而大、肌肉松弛、神疲汗出、头方发稀等。

龙牡粥

原料：龙骨、牡蛎各30克，山茱萸10克，大米100克。

制法：将龙骨、牡蛎打碎煮约1小时，再加山茱萸煎半小时，用纱布过滤，滗出药汁，再煎取提取两次（每次约40分钟），把三次药汁合并在一起。大米淘净入锅，倒入药汁，加适量水煮粥。分成2份，早、晚食用，宜常服食。

功效：补益脾胃，壮骨敛汗，镇惊安神。适用于佝偻病，症见面色无华、神疲消瘦、夜惊多梦、头方发稀、鸡胸龟背、筋骨酸软等。

蛋壳粉粥

原料：鸡蛋壳30～50克，大米50克，麦芽、谷芽各10克，白糖少许。

制法：将鸡蛋壳洗净，研成极细粉末；大米、谷芽、麦芽淘洗净入锅，加水适量，先用武火煮沸，后用文火煮，粥将熟时，放入蛋壳粉、白糖，再煮3～5分钟即可。每日分2～3次服。

功效：补五脏，壮骨力。适用于小儿佝偻病、婴儿手足搐搦症，症见肌肉松弛、神疲消瘦、头颅骨软、囟门迟闭而大、汗出易惊等。

芡实核桃粉粥

原料：芡实粉30克，核桃肉（打碎）15克，红枣（去核）7个。

制法：将芡实粉用凉开水打糊，放入沸开水中搅拌，再入核桃肉、红枣煮熟成粥糊，加白糖调味。每日1次，宜常吃。

功效：补肾敛汗，养心安神。适用于佝偻病，症见肌肉松弛、头颅骨软、囟门迟闭而大、面白多汗、神疲易惊、头方发稀等。

牛乳大枣粥

原料：牛乳250毫升，大枣10个，山药100克，蜂蜜20毫升。

制法：将大枣去核；山药研细末。将牛乳、大枣煮沸，下山药末同煮成糊，兑入蜂蜜。分1～2次服食。

功效：健脾益气，养心安神。适用于佝偻病，症见肌肉松弛、囟门闭合不全、发稀枕秃、夜眠不安、易惊、多汗无力、少食等症。

虾皮蛋羹

原料：虾皮10克，鸡蛋1个，盐适量。

制法：将鸡蛋打散；虾皮洗去泥沙与蛋花搅拌均匀，加盐适量，放入蒸锅中蒸熟。佐餐食用。

功效：补钙壮骨。常食可预防小儿佝偻病。

核桃栗子羹

原料：核桃肉 500 克，栗子 50 克，白糖适量。

制法：先将栗子炒熟去壳，将熟栗子与核桃肉一同捣烂，如泥，再加白糖拌匀即成。不拘时服，宜常食。

功效：补肾强身壮骨。适用于佝偻病，症见肌肉松弛、头颅骨软、囟门迟闭而大、面白多汗、神疲易惊、头方发稀等。

牡蛎面条

原料：鲜牡蛎肉 100 克，面条适量。

制法：将牡蛎肉与面条及调味品一起煮熟。当点心吃。

功效：强健筋骨。适用于小儿佝偻病。

焦碧桃大枣饮

原料：碧桃干 30 克，大枣 30 克。

制法：将碧桃干炒至外表开始变焦，立即加水，再加大枣同煎。每晚睡前服 1 次。

功效：健脾益气，敛汗养心。适用于佝偻病，症见汗多、神疲、夜寐不安等症。

人参核桃饮

原料：人参 3 克，核桃肉 3 个。

制法：将人参切片；每个核桃肉瓣成两块，放入锅内，加水适量。将锅置武火上烧沸后用文火熬煮 1 小时即成。当茶饮，每日 1 次。

功效：补肾益气。适用于佝偻病，症见面色少华、多汗易惊、夜寐不宁、烦躁多啼、肌肉松弛、食欲不振。

二、小儿消化不良

1. 小儿消化不良的饮食调养　小儿消化不良，又称婴幼儿腹泻，是我国婴幼儿最常见的消化道综合征，发病年龄多在 2 岁以下，夏秋两季发病率最高，常导致婴幼儿营养不良，轻者影响婴幼儿的健康与正常生长发育，重者可危及生命。小儿消化不良的病因有以下几方面：

（1）体质因素：①婴幼儿胃肠道发育不够成熟，对营养素的需求相对较高，所以胃肠负担较重；②婴幼儿时期神经、内分泌、循环系统及肝、肾功能发育不成熟，调节功能差；③婴幼儿时期免疫功能不成熟，对一些大肠杆菌的抵抗力差；④婴幼儿时期喂养不当，易患佝偻病。营养不良而致消化功能紊乱。

（2）感染因素：①消化道内感染：细菌随污染的食物或水进入小儿消化道导致感染，这多发生于人工喂养的小儿；病毒可通过呼吸道或水源感染小儿；成人带菌者在抚育小儿过程中传染给小儿。②消化道外感染：消化道以外的器官受到感染，可影响小儿的消化功能，引起婴幼儿腹泻，常见于中耳炎、咽炎、肺炎、泌尿道感染和皮肤感染等，但腹泻程度多不严重。③滥用抗生素引起肠道菌群失调而引起腹泻。

（3）饮食因素：①人工喂养时，蛋白质缺乏，而糖类相对过高，引起肠内发酵过程增加而致大便过稀；②食物过多、过少、不定时喂哺、过早添加辅食或突然改变食物内容等都可引起小儿消化功能紊乱而发生腹泻，中医称为"伤食泻"；③有些婴儿对牛奶或其他辅食过敏或不耐受而发生腹泻。

开始出现腹泻后，给消化道以适当的休息。目前不强调禁食，提倡尽早给予胃肠道喂哺。开始时，一般患儿应给予减食，给予平时食量的1/2左右，母乳喂养的婴儿应减少每次喂哺时间；人工喂养的小儿可给予脱脂稀释奶，米汤1/2加牛奶1/2，或稀藕粉1/2加牛奶1/2，加入2%～3%白糖。减食期间应供给患儿充足的液体，奶量及糖量要由少到多，由稀到浓，逐渐加量。

对已添加辅食的小儿，应先将辅食停掉，只喂母乳或牛乳，待病情好转后，再给予少量辅食，适应后，再逐渐过渡到病前饮食。刚开始恢复辅食时，应以稀软、易消化、少渣的半流食为宜，如烂米粥、软面条汤、蛋羹、蛋花汤等。

对稍大些以粮食为主食的幼儿，可先给予浓米汤或藕粉加牛奶，待胃肠适应后，再给予易消化的烂米粥、面片汤、蛋羹、蛋花汤等半流食，逐渐恢复正常饮食。

患儿食物的恢复，一般应于减食2天后开始增加，5天左右可恢复到正常饮食，如果食物加量过慢有可能导致营养不良，在增加食物后，患儿可能大便次数增加，但此时肠道吸收与进食量是成正比的，家长可不必太担心。

对于重症腹泻患儿，应及时到医院就医，及时补液，纠正脱水，营养治疗可同一般腹泻患儿饮食，但减食时间应长些，病情稳定后可逐渐恢复正常饮食。

2. 消化不良防治食谱

芙蓉鸡片

原料：鸡脯肉 100 克，烫过的油菜心 15 克，熟火腿 15 克，鸡蛋清 35 克，鸡汤 100 克，鸡油 4 克，精盐 2 克，味精 2 克，淀粉 4 克，猪油 350 克（实耗 35 克）。

制法：

①将鸡脯肉切成薄片；鸡蛋清放入碗内，用筷子打起成泡沫状，以能立住筷子不倒为宜；火腿、油菜心分别切成末。

②将鸡肉片用蛋清和淀粉拌匀上浆。

③将炒锅置火上，烧热加入猪油，烧至五成热，下入浆好的鸡片，用筷子拨散滑熟，捞出沥油。

④炒锅内放鸡油，加入鸡汤、精盐、味精烧开勾芡，再把打起的蛋清倒入锅内，翻炒几下，下入滑好的鸡片，待鸡蛋清和鸡片均匀时，盛入盘内，撒上火腿末、油菜末即成。

功效：芙蓉鸡片含有丰富的优质蛋白质、脂肪、碳水化合物，还含有较丰富的钙、磷、铁、锌及维生素 A、维生素 B_1、维生素 B_2、C 和烟酸等。其色泽美观，色香味俱佳，食之开胃，容易消化，为幼儿佳肴。

三色蛋片

原料：鸡蛋 200 克，青椒、水发木耳各 10 克，植物油 15 克，精盐 2 克，香油 3 克，水淀粉 100 克，葱、姜末各少许，鸡汤 50 克。

制法：

①将鸡蛋磕开，把蛋清、蛋黄分置两个碗内，再分别加入少许精盐和水淀粉搅拌均匀。

②取两只盘子抹少许油，把蛋清、蛋黄分别倒入盘内，上笼

三色蛋片

用中火慢蒸10分钟,视蛋液结成块,取出冷却。把蛋块切成菱形片,青椒改刀成小片,木耳撕碎。

③将炒锅置火上,放少许油烧热,下入葱、姜末炝锅,放入青椒、木耳,加入鸡汤,烧开后加入精盐,用水淀粉勾芡,投入蛋片,淋入香油,盛入盘内即成。

功效:鸡蛋是婴幼儿不可缺少的副食品之一,蛋质易消化,营养价值高,蛋白是高蛋白,还含有一定的铁质,与青椒、木耳等辅料搭配,含有多种维生素。幼儿食用易于消化吸收,能增强体质,促进发育。

山药内金胡萝卜汤

原料:山药30克,鸡内金10克,新鲜胡萝卜200克,红糖少许。

制法:将胡萝卜洗净切片,放锅内与山药、鸡内金同煮30分钟,加红糖少许即成。饮汤,食胡萝卜、山药、鸡内金。

功效:补中健胃,助消化。适宜于脾胃虚弱之消化不良、纳呆、食后腹胀等症状的调补。

羊肉萝卜汤

原料:羊肉1000克,豌豆100克,萝卜300克,草果5克,生姜10克,胡椒、精盐、味精、醋、香菜各适量。

制法:

①将萝卜洗净,切成小块;羊肉洗净,切块;豌豆择除杂质,淘净;香菜洗净,切段备用。

②将羊肉、豌豆、草果、生姜放入砂锅内,加水适量,先用武火烧沸,后改用文火炖60分钟,再下入萝卜块,待煮熟时,加香菜、精盐、味精、醋调味即成。佐餐食。

功效:温胃消食。适用于脘腹冷痛、食滞、消化不良等症。

砂仁鲫鱼汤

原料:砂仁3克,鲜鲫鱼1尾（150克）,生姜、葱及食盐适量。

制法:

①将鲜鲫鱼去磷、鳃及内脏后,洗净,将砂仁放入鱼腹中。

②将装有砂仁的鲫鱼放入砂锅内,加水适量,先用武火烧开,再改用文火炖熟,放入生姜、葱、食盐即可。吃鱼,饮汤。

功效:理气温胃,消胀止呕。可用于脾胃气虚所致的食欲不振、消化不良等症。

草果羊肉汤

原料:草果 5 ~ 6 克,羊肉 500 克,豌豆 80 克,青萝卜 200 克,姜、香菜、盐、醋、胡椒粉适量。

制法:

①洗净羊肉,切成小丁;青萝卜洗净亦切成小丁;豌豆洗净;姜剁成细末备用。

②将草果、萝卜丁、羊肉丁、豌豆同入锅内加水适量,先用武火烧开,后改用文火,加姜末炖约 1 小时至肉熟烂,加入盐、醋、胡椒粉和香菜末调味即成。饮汤,食肉及豆。

功效:益脾暖胃。适用于腹脘受寒、腹胀肠鸣、消化不良等症。

四味泥鳅汤

原料:泥鳅数尾,植物油适量。黄芪、党参各 25 克,山药 50 克,红枣 5 枚。

制法:

①取泥鳅数尾,入清水中,酌加植物油数滴,日换清水数次,令其排去肠内粪物后洗净。

②锅内加油烧热,入生姜数片略煎,再入泥鳅煎至金黄,加清水 1500 毫升及黄芪、党参、山药、红枣,文火煎汁约剩 500 毫升,数次分服。

功效:适用于消化不良、营养不良、多汗幼儿。

胡萝卜汤

原料:胡萝卜数根、红糖适量。

制法:取胡萝卜数根、红糖适量,加水煮熟服。

功效:适用于脾胃虚弱所致的消化不良。

牛肉水饺

原料:面粉 250 克,牛肉 175 克,白萝卜 150 克,香油 10 克,酱油 30 克,精盐 3 克,味精 1 克,葱末 6 克,姜末 3 克,香菜末 10 克。

牛肉水饺

制法：

①将牛肉剁成泥，加入酱油腌浸一会儿，加水搅拌，由稀变稠后，加入擦丝烫过的萝卜馅，再加入葱末、姜末、酱油、精盐、香菜末、香油，搅拌均匀。

②将面粉放入盆内，加入清水125毫升和成面团，稍饧，搓成条，揪成小剂子，逐个按扁擀成圆皮，打入馅心，捏成小饺子。

③将水烧开后，把饺子下入锅内，待饺子浮出水面，用凉水点2～3次，煮熟捞出，即可食用。

功效：牛肉水饺味香，鲜嫩。牛肉的营养价值比猪肉高。白萝卜中有芥子油是辛辣味来源，有促进胃肠蠕动、增进食欲、帮助消化的功效，是幼儿较理想的营养食品。

小包子

原料：面粉250克，面肥50克，猪肉150克，菜馅（白菜、西葫芦、豆角、茴香、韭菜等均可）125克，香油12.5克，酱油35克，精盐4克，味精1克，葱末15克，姜末2克，碱面适量。

制法：

①将面粉放入盆内，加入面肥、温水125克和成面团，待酵面发起，加入碱水，揉匀，稍饧。

②将猪肉剁成茸，放入盆内，加入酱油、精盐、味精、姜末拌匀后，加水搅成糊状，最后加入葱末、香油、菜馅拌匀成馅。

③将面团揉成条，揪成每50克3个的面剂，把剂按扁，擀成圆皮，包馅制成包子生坯，收严剂口。

④将包子生坯码入屉内，用旺火蒸12～13分钟即熟。

功效：其含有丰富的蛋白质、脂肪、碳水化合物、钙、磷铁、锌及维生素 B_1、维生素 B_2、维生素C、维生素E和烟酸等多各营养素。幼儿经常食用，可补充人体所需的多种营养物质，是一种比较平衡的且易于消化吸收的面食，适宜于幼儿及体弱者食用。

鸡蛋米粉

原料：大米50克，鸡蛋3个，精盐5克，钙片2.5克。

制法：

①将大米淘洗干净，放入锅内炒至熟时，把打散的鸡蛋分几

次倒在米上。每次加鸡蛋液时，都要不停地翻炒，直至炒干，以不巴锅不焦煳为度。

②出锅晾凉后，加入精盐和钙片共磨成粉，反复磨筛几次取细粉，混匀后保存于干燥处备用。食用时，取适量米粉，加少许白糖或精盐，先用水调稠，再加米汤稀释均匀，煮成稀糊状。

③较小婴儿可装入奶瓶喂食。较大婴儿可调和稍稠，蒸成羹糕喂食。

功效： 鸡蛋米粉营养价值和喂养效果较市售代乳粉、糕均佳。蛋白质生理价值高，营养成分全面合理。

鸡蛋米粉

原料： 健曲6克，甘草、泽泻、白豆蔻、桔梗各3克，黄连2克，陈皮、茯苓各9克，山药、党参、莲子、薏仁、芡实、扁豆、麦芽各15克，山楂12克，藿香5克，鸡2～3只，墨鱼150克，面粉1000克，瘦猪肉1000克，猪皮、杂骨、调料各适量（20份）。

制法：

①将以上诸中药一齐装纱布袋内，扎口，与洗净之猪皮、杂骨、墨鱼、鸡肉同放锅内，加水炖至肉烂，为原汤。

②捞出药袋、鸡肉、墨鱼，待冷剔下鸡肉、墨鱼肉，切成细丝，加味精、胡椒粉、盐调好备用。

③瘦猪肉剁成茸，加适量水、盐、胡椒粉搅成馅，以水肉不分离为度；面粉和成面团，擀成薄片，切成10张50克的小方块，制成抄手皮，包上馅，做成抄手，下入沸水中煮至抄手浮起约2分钟；另用碗放入味精、胡椒粉、盐，掺入熬好的药汁原汤，每碗装10个抄手，并把鸡肉、墨鱼丝撒在上面。早、晚餐温热服食。

功效： 健脾胃，助消化，补虚损。适用于脾胃虚弱、消化不良、食滞泄泻等。

健脾营养抄手

原料： 抄手皮1000克，白豆蔻10克，肥瘦猪肉600克，生姜汁70克，熟猪油500克，冷汤200克，鸡汤1500克，鸡蛋2个，麻油20克，胡椒粉3克，精盐20克，味精2克，葱适量（20份）。

白豆蔻抄手

白豆蔻抄手

制法：

①白豆蔻去灰渣和壳洗净，烘干研细粉；肥瘦猪肉用刀背捶茸，切细，入盆内精盐 10 克、鸡蛋液、白豆蔻粉末、味精 1 克、胡椒粉 1 克、姜汁适量，搅匀，冷汤分三次加入肉茸中，每加一次冷汤，用力掸转，使肉、白豆蔻粉末吸收汤汁溶为一体。

②用抄手皮加馅包成"菱角形"；再将精盐、胡椒粉、味精、熟猪油、麻油、葱花混合均匀后分成 20 碗；鸡汤和白豆蔻粉末混合，小火焖一下，注入碗中，旺火煮抄手，开水下抄手，煮至皮起皱纹、发亮，盛入碗内。随量服食。

功效：芳香行气，温中化湿，开胃。适用于由脾胃虚寒所引起的消化不良、腹部胀痛等症。

神曲面条

原料：面条适量，神曲 10 克，瘦猪肉、蔬菜、海米、调料等各适量。

制法：

①将神曲加水煎取适量浓汁，用纱布过后留汁备用。

②用其他原料制做面卤，并将神曲汁加入面条卤中。

③另用锅烧开水下好面条，捞出面条加入面卤即可食用。当饭吃，随量食用。

功效：本品具有增强消化能力之功效。

山楂元宵

原料：江米粉 1200 克，面粉 100 克，鲜山楂 500 克（或山楂糕 300 克），核桃仁 150 克，芝麻 100 克，白糖、食油各适量。

制法：

①将山楂洗净后煮熟蒸烂，晾凉后去皮、去核，制成山楂泥待用（若以京糕为原料，可直接食用）。

②将糖粉、面粉、山楂泥或京糕混合，加入擀碎的核桃仁和芝麻，再加油搅拌均匀，装入木模框中，压平、压实，脱膜后切成 18 毫米见方的块。

③取平底容器，倒入江米粉铺好，用漏勺盛馅蘸上水，倒入

山楂元宵

江米粉中，滚动数次；取出后蘸水再滚动，这样连续多次地滚动即成元宵。随量食。

功效：开胃消食，降低血脂。适宜于作消化不良、食欲不振及其冠心病患者的保健膳食。

萝卜丝饼

原料：白萝卜、肉末、菜油、调料、面粉各适量。

制法：

①将萝卜洗净，用擦刮刀刮成丝，用菜油煸炒至五成熟，与肉末、调料调成馅。

②面粉和成稍软的面团，夹馅包成馅饼，烙熟食用。随量吃。

功效：健胃理气，消食，化痰。适用于食欲不振、消化不良、食后腹胀及咳喘多痰等症。

白术红枣饼

原料：白术25克，干姜5克，红枣250克，鸡内金10克，面粉500克，调料适量。

制法：

①将白术、干姜装纱布袋内，扎口，与红枣同置锅内，加水适量，武火烧沸后，文火煮约1小时，去药包及枣核，枣肉捣泥待用。

②鸡内金研粉，与面粉混匀，同枣泥一起，加药汁和成面团，分制成薄饼，文火烙熟。作点心食用。

功效：益气健脾，开胃消食。适用于食后脘闷、饮食无味、大便溏泻等症。

砂仁荷叶饼

原料：砂仁20克，熟猪油、白糖各1000克，发酵面3000克，苏打20克。

制法：

①将砂仁去壳研成极细粉末，与白糖、苏打一起揉入发酵面中，反复揉几分钟直至均匀。

②搓成长条，分成小剂子，按成圆饼状，刷上猪油，左手将刷好的面剂从中心稍按扁后对叠，在半圆形饼面上用梳子按上花纹，左手指靠饼背捏着，右手拿梳背在饼边靠两下，成荷叶状，

入笼在旺火上蒸 15 分钟即成。随意食用。

功效：温中健脾，理气化湿。适用于脾胃气虚湿阻中焦所致脘腹胀闷、纳食不振、呕吐泻泄等病症。

高粱枣饼

原料：红高粱 50 ～ 100 克，红枣 10 ～ 25 克。

制法：

①先把大枣剖开去核，把枣肉放入锅内炒焦。

②把红高粱炒黄后，同枣一并放入碾槽内研成细粉。

③把细粉和匀后，加水拌匀，按常法做成小饼 10 ～ 20 块，蒸熟即可。每日 2 次，每次当点心细细嚼食 1 ～ 2 块，也可研粉后，用开水冲服，2 岁以内每次 10 克；3 ～ 5 岁每次 15 克，连用 7 ～ 10 天。

功效：益气，温中，健脾。适用于小儿消化不良。

锅焦饼

原料：锅焦 150 克，砂仁 6 克，山楂肉、莲子各 12 克，鸡内金 3 克，大米粉 250 克，白砂糖 100 克。

制法：

①先把锅焦 150 克，放入锅内，炒黄。

②然后把锅焦、山楂肉、砂仁、莲子、鸡内金一同放入碾槽内，共研为细粉。

③把上述细粉同大米及白砂糖拌和均匀，加水适量，揉成面团，如常法做成小饼。

④把小饼放入铁锅内，烙熟即可。每日 1 ～ 2 次；当作糕饼嚼食 2 ～ 3 块，连用 3 ～ 5 天。

功效：补脾，健胃，助消化。适用于小儿脾胃气虚、消化力弱、饮食不香、大便稀薄等。

高粱糠

原料：红高粱二遍糠

制法：取红高粱二遍糠适量，文火炒黄褐色有香味，去浮壳，瓶贮备用。每次服 2 ～ 5 克，酌加白糖，温开水调服。6 次内有效。

功效：治婴幼儿消化不良。

山楂蛋糕

原料：冻粉 25 克，鸡蛋清 180 克，山楂糕 600 克，白糖 750 克。

制法：把冻粉放在盆内，用清水浸泡 2 小时，洗净除水分，放入锅内，加清水 800 克，烧开，待冻粉溶化后，加白糖，白糖溶化后离火，过滤，再倒入锅内保持烧开的温度备用；把山楂糕切成长条，取长方盘洗净消好毒备用；把鸡蛋清放入干净的蛋糕桶内，抽打成泡沫状，再慢慢倒入冻粉糖液，边倒边搅，搅匀后分成两份，一份要保持五六成的热度，另一份稍凉后倒入备好的长方盘内摊平，把山楂糕条排好（距离约 3 厘米宽），再把另一份倒入摊平，待完全凉后先切成条，再把每条斜刀切成块即可。适宜于夏秋季，随时服用。

功效：消食化积，健脾，散瘀。适应于消化不良者。

油炸山楂糕

原料：山楂粒 500 克，鸡蛋 3 个，植物油 500 克（实耗 50 克），白糖、面粉及淀粉各适量。

制法：

①将山楂糕切成 3 厘米长、1.5 厘米宽的条；鸡蛋打入碗内，放入面粉和淀粉，调匀成稠糊。

②将山楂条放蛋糊内滚满蛋糊，炸成焦黄，捞出装盘，撒上少许白糖。作点心食用。

功效：消食化积。适宜于消化不良，尤宜于小儿食积，又有降血脂和活血化瘀等作用。

蚕豆糕

原料：蚕豆 250 克，红糖 150 克。

制法：蚕豆泡发去皮，煮至熟烂，加红糖捣成泥，放入搪瓷盆内，待稍凉切成 5 厘米长、3 厘米宽的小块。早餐食用。

功效：健脾利湿，消食和胃。适用于食积、膈食、水肿等。

宜忌：过敏体质者不宜用。

健脾莲花糕

原料：党参、白术、麦芽、六曲各 15 克，陈皮 12 克，枳壳 20 克，山楂 10 克，鸡蛋 8 个，面粉 350 克，白糖 450 克，熟猪油 50 克，食用红色素 2 克，熟芝麻 2 克。

健脾莲花糕

制法：

①将党参、白术、陈皮、六曲、枳壳、山楂去净灰渣，加工研制成末。

②鸡蛋去壳打入缸内，加白糖，用筷子顺一个方向抽打约 35 分钟，呈乳白色时加入面粉、中药末，再加食用红色素轻搅，变成淡红色。

③将模型莲花蛋糕盒洗净，每个盒内抹上熟猪油，舀入糕浆料，放入笼内，用旺火蒸熟，趁热撒上芝麻，取出蛋盒，翻入盘内。当点心服食。

功效：健脾消食，行气消胀。适用于脾胃虚弱所致消化不良、胸闷饱胀、不思饮食等症。

白术内金糕

原料：白术、鸡内金各 10 克，干姜 1 克，红枣 30 克，面粉 500 克，白糖 300 克，酵母适量。

制法：

①将白术、鸡内金、干姜、红枣洗净，放入砂锅内，加水煎取药汁，去渣。

②将面粉、白糖和酵母一起置面盆内，加入药汁和匀，揉成面团，待发酵后，加碱调至酸碱适度，做成糕坯上笼用武火蒸 30 分钟即可。随意食用。

功效：健脾养胃，助消化。

橘红糯米糕

原料：糯米饭 500 克，面粉 100 克，白糖 800 克，橘红 30 克。

制法：

①橘红加清水 200 毫升煎药汤至 100 毫升。

②糯米粉加药汤搅成浓米浆，在蒸笼中蒸熟；面粉也在蒸笼中蒸熟（面粉不加水，干蒸作糕粉）。

③白糖在锅中加少许清水用微火溶化。

④蒸好的糯米浆和糖液入盆中搅拌均匀，倒于面粉上，让其晾冷凝结，然后切块。当主食吃。

功效：健胃止呕。适用于消化不良、食欲不振等。

八宝启脾糕

原料：党参、白术、茯苓各20克，陈皮、泽泻、山楂各15克，炙甘草12克，生猪油500克，蜜枣120克，面粉、鸡蛋、白糖各600克，酥桃仁、蜜樱桃各60克，黑芝麻15克，莲子粉、山药粉各50克。

制法：

①将以上前七味中药去净灰渣，加工烘干研末；生猪油切成小指头粗的颗粒，蜜枣去核，与桃仁切成薄片，蜜樱桃对剖。

②鸡蛋去壳打入缸内，加白糖，用筷子顺着一个方向抽打35分钟，将面粉、中药粉末、莲子粉、山药粉筛入，轻轻搅散，加入生猪油粒、桃仁片、樱桃和匀。

③将木方箱加入笼内，箱内垫细草纸一层，舀入调好的蛋浆料擀平，嵌上枣片，撒上黑芝麻，用旺火蒸熟，熟后翻于案板上，揭去草纸，再翻面切成菱形块。随意食。

功效：健脾开胃，消食止泻。适用于脾胃虚弱所引起的疲乏无力、消化不良、泄泻等症。

莲肉糕

原料：莲子120克，白茯苓60克，粳米120克，白糖120克。

制法：

①把莲子、粳米分别炒至香熟，晾凉。

②选择色白细腻，带粉滑感的干净白茯苓片，同莲子、粳米一并放入碾槽内，研成细粉。

③把白糖同上述三样细粉一并拌和均匀，放入碗内，蒸熟成糕即可。每日1～2次，每次25～30克，当点心温热嚼食，或用开水调匀服用，连用7～10天。

功效：健脾胃，助消化。适用于小儿脾胃虚弱、消化不良、大便溏泄。

三味粳米粥	**原料**：莲子、山药、粳米各 200 克，白茯苓 100 克。 **制法**：取莲子、山药、粳米各 200 克，白茯苓 100 克，共研细末，瓶贮备用。每日服 50 克，酌加白糖调匀，沸水冲沏，温服。 **功效**：适用于脾胃虚弱所致的消化不良和腹泻幼儿。
白术猪肚粥	**原料**：猪肝 1 具，白术 30 克，槟榔 10 克，生姜适量，粳米 60 克。 **制法**：取猪肝洗净，切薄片，与白术、槟榔、生姜水煎取汁，与粳米共煨粥取食。 **功效**：适用于脾胃虚弱、消化不良的幼儿。
橘皮粥	**原料**：陈橘皮 10 克或蜜饯橘饼 1 枚，粳米 50 克。 **制法**：取陈橘皮研末或蜜饯橘饼，切碎，与粳米共煨粥服食，宜作为早餐。 **功效**：用治幼儿脾虚、消化不良。
冰糖薏米粥	**原料**：薏米 25 克，山楂糕 15 克，冰糖 50 克，桂花少许。 **制法**： ①将薏米用温水洗净，放入碗内，加入清水（以漫过薏米为度），上笼蒸熟，取出备用；山楂糕切成小丁。 ②将锅置火上，加入清水 250 克，放入冰糖、桂花。视糖化、汁浓时，倒入薏米、山楂丁，等其漂在汤面上即成。 **功效**：薏米所含蛋白质、脂肪、钙、磷及维生素 B_1、维生素 B_2 和烟酸等均比粳米高。中医认为，薏米味甘淡，性微寒，有清热利湿、健脾养胃的作用。山楂能消食导滞。冰糖具润肺生津之效。因此，冰糖薏米对夏季幼儿腹泻、消化不良等症较为适宜。
什锦甜粥	**原料**：小米 100 克，大米 50 克，绿豆 30 克，花生米 25 克，红枣 50 克，核桃仁 25 克，葡萄干 50 克，红糖或白糖适量。 **制法**： ①将小米、大米、绿豆、花生米、核桃仁、红枣、葡萄干分别淘洗干净。

什锦甜粥

②将绿豆放入锅内，加少量水，煮至七成熟时，向锅内加入开水，下入大米、小米、花生米、核桃仁、红枣、葡萄干，推搅均匀，开锅后，转用微火煮至熟烂，加入红糖或白糖，稍熬一下即成。

功效：什锦甜粥含有丰富的蛋白质、碳水化合物及维生素 B_1、维生素 B_2 和烟酸等。小米具有暖脾胃的功效。绿豆、花生米、核桃含有丰富的优质植物蛋白及脂肪。此粥特别适宜幼儿用，并有健脾胃，助消化，增智健脑的功效。色泽美观，香甜适口。

麦片粥

原料：燕麦片50克，牛奶250克，绵白糖10克。

制法：

①将燕麦片和牛奶放在一个小平底锅内，充分混合，用文火烧至微开，用勺子不停搅动，以免粘锅，等锅内食物变稠即成。

②将燕麦粥盛入碗内，加入白糖，搅和均匀，凉至温度适宜即可喂食。

③白糖也可在麦片粥快熟透时加入，稍熬一会儿。

④选用市售优质速溶燕麦片稍煮即好。

功效：燕麦即莜麦，其营养价值很高，蛋白质和脂肪的含量明显高于一般谷类食物，莜麦蛋白质中含有人体需要的全部必需氨基酸，特别是富含赖氨酸；脂肪中含有大量亚油酸，易消化吸收，与牛奶同食，大大增加了维生素A、维生素D等营养素的供给。

草莓麦片粥

原料：麦片50克，草莓3个，蜂蜜少许。

制法：

①将水放入锅内，将锅置于旺火上，烧至微开，下入麦片煮2～3分钟。

②将鲜草莓去蒂、洗净，用勺子背研碎，再加少许蜂蜜均匀混合，然后放入麦片锅内，边煮边混合，煮片刻即成。

功效：草莓麦片粥含有丰富的蛋白质、碳水化合物、钙、磷、

铁及维生素 B_1、维生素 B_2、维生素 C 等多种营养素。婴儿食用可增加食欲，并且易于消化吸收。

陈茗粥

原料：陈茶叶 5 ～ 10 克，粳米 50 ～ 100 克。

制法：先用茶叶煮汁去渣，入粳米同煮成稀粥。上、下午温服。

功效：消食化痰，清热止痢，除烦止渴，兴奋提神。适用于食积不消、过食油腻、饮酒过量、口干烦渴、多睡不醒、赤白痢疾。

宜忌：临睡前不宜吃。

槟榔粥

原料：槟榔 10 ～ 15 克，粳米 50 ～ 100 克。

制法：先把槟榔片煎汁去渣后，加入粳米一同煮粥。空腹顿食，2 ～ 3 日为 1 个疗程。

功效：消积，下气，驱虫。适用于食积气滞、脘腹胀痛、大便不爽、泻痢后重，以及多种寄生虫病。

宜忌：槟榔粥适合短暂服用，不宜久服。对体质虚衰、脾胃薄弱的病人不宜选用。

曲木粥

原料：神曲 10 ～ 15 克，粳米适量。

制法：先把神曲捣碎，煎取药汁后去渣，入粳米一同煮成稀粥。空腹温热食之，2 ～ 3 日为 1 个疗程。

功效：健脾胃，助消化。适用于消化不良、食积难消、嗳腐吞酸、脘闷腹胀、大便溏泻等症。

香菇内金粥

原料：小米 50 克，香菇 50 克，鸡内金 5 ～ 10 克。

制法：先煮鸡内金小米粥，取其汤液，再与香菇同煮。每日服 3 次，持续服用有效。

功效：大益胃气。适用于气虚食少，有开胃助食的作用。

香砂枳术粥

原料：砂仁、木香各 3 克，枳实 6 克，白术 12 克，粳米 100 克，红糖适量。

制法：先将上药煎取药汁，再煮粳米成粥，待粥将熟时，兑入药汁、红糖，稍煮 1 ～ 2 沸即成。每日 2 ～ 3 次，温热服。

功效：行气消胀。适用于气滞脘腹胀满、饮食不化等症。

白术猪肚粥

原料：白术 30 克，槟榔 10 克，猪肚 1 具，生姜少许，粳米 100 克。

制法：洗净猪肚，切成小块，同白术、槟榔、生姜煎煮取汁，去渣，用药汁同米煮粥；猪肚取出蘸麻油酱油佐餐。可供早、晚餐温热服食。3 ～ 5 日为 1 个疗程，1 疗程结束后停 3 日再吃。

功效：补中益气，健脾和胃。适用于脾胃虚弱、消化不良、不思饮食、倦怠少气、腹部虚胀、大便泄泻不爽等症。

宜忌：槟榔属耗气破气之品，用量不宜过大。

粟米山药粥

原料：粟米（小米）50 克，淮山药 25 克，白糖适量。

制法：将粟米与山药同煮为粥，加入白糖搅匀。每日早、晚温热食。

功效：补益脾胃，清热利尿。适用于消化不良及小儿调养。

猪肚粥

原料：猪脾、猪肚各 1 具，粳米 100 克。

制法：将猪脾、猪肚洗净切细，与米同煮为粥。每日 1 ～ 2 次，空腹温热食。

功效：健脾益气。适用于脾胃气虚、不欲食、米谷不化等症。

保和粥

原料：山楂、神曲、麦芽、陈皮各 5 克，茯苓、半夏、连翘各 10 克，粳米 100 克，砂糖适量。

制法：先将上述药入砂锅煎取浓汁，去渣，加入粳米、砂糖煮粥。两餐间当点心服食，以 7 ～ 10 日为 1 个疗程。

功效：健脾胃，消食积。适用于食积停滞、肉积不消、腹痛腹泻、小儿乳食不消等症。

宜忌：本品不宜空腹服；慢性脾胃虚弱的病人忌用。

内金双芽牛肚粥

原料：牛肚 100 克。谷芽、麦芽各 30 克，鸡内金 10 克，大米 50 克，盐、味精少许。

制法：将牛肚用水洗净，切成小丁；将谷芽、麦芽、鸡内金同装入纱布袋内；再将大米洗净，与肚丁、药袋一起放入锅内，加水煮烂，待粥熟，将布袋捞出，入盐、味精调味。分2次服。

功效：健脾开胃，导食消积，除疳积。适用于消化不良及疳积症。

羊肉秫米粥

原料：羊肉、秫米（高粱米）各100克，食盐少许。

制法：将羊肉切丁，同秫米共煮粥，粥熟后加食盐调味。每日1～2次，温热服，吃肉，喝粥。

功效：暖脾胃，助消化。适用于脾胃虚弱而致消化不良、腹部隐痛等症。

宜忌：内热盛的病人不宜用。

莱菔神曲粥

原料：莱菔子（萝卜籽）10～15克，大米30～40克。

制法：先把莱菔子炒至香熟，研成细末；把大米淘洗后，如常法煮粥，待粥将煮熟时，每次调入炒莱菔子末5～7克，稍煮即可。趁热吃粥约1碗，每日2次，连用2天。

功效：行气，消积。适用于小儿伤食、腹胀。也可用于小儿急、慢性气管炎，咳嗽多痰。

宜忌：在治疗期间，不宜吃油腻食物。

香砂藕粉糊

原料：砂仁2～3克，藕粉30～50克，白糖适量。

制法：将砂仁放入碾槽内，研为细末，每次取1/3～2/5的药末，同藕粉及白糖一起放入碗内和匀，用刚煎沸的开水冲泡，搅拌成糊状即可。每日1～2次，可当点心温热食用，连用2～3天。

功效：健脾开胃。适用于小儿厌食，也可用于小儿伤食症。

宜忌：宜趁热食用，不宜冷服，以免伤脾胃。

面糊糊

原料：牛奶250克，面粉10克，黄油5克，精盐、肉豆蔻粉各少许。

制法：

①将牛奶倒入锅内，用微火煮开，撒入面粉，调匀，加入少许粗盐和肉豆蔻粉，再煮一下，并不停地搅和。

②加入黄油，装入大孔奶瓶中，晾凉后喂食。

功效：面糊糊含丰富的蛋白质、脂肪、碳水化合物、钙、磷、铁、锌及维生素A、维生素B、维生素C、维生素D等多种营养素。婴儿食用，既能补充营养素，又可健脾胃，助消化。

豆腐泥

原料：豆腐20克，肉汤适量。

制法：

①将豆腐放入锅内，加入少量肉汤，边煮边用勺子研碎。

②待煮好后放入碗内，研至光滑即可喂食。

功效：豆腐泥蛋白质含量丰富且质地优良，它还含有较丰富的脂肪、碳水化合物及维生素B_1、维生素B_2、维生素C和钙、镁等矿物质。既易于消化吸收，又能促进婴儿生长。

水果色拉

原料：苹果20克，橘子2瓣，葡萄干5克，酸奶酪15克，蜂蜜5克。

制法：

①将苹果洗净，去皮后切碎；橘瓣去皮、核、切碎；葡萄干用温水泡软后切碎。

②将苹果、橘子、葡萄干放入碗内，加入酸奶酪和蜂蜜，拌匀即可喂食。

功效：水果色拉含有丰富的蛋白质、碳水化合物、维生素C、钙、碳；另外，维生素A、维生素B_1、维生素B_2、烟酸、铁等的含量也较高。具有助消化，健脾胃之功效，尤适宜消化不良的婴儿食用。

鸡蛋羹

原料：鸡蛋2个，虾皮10克，葱花5克，精盐、味精、香油各适量，凉开水150克。

制法：

①将鸡蛋磕入碗内，加入精盐、味精、香油、葱花、虾皮，搅打均匀，再加入适量凉开水，继续打均匀。

②将蒸锅置火上，加水烧开，把蛋羹碗放入屉内，加盖用旺火、急气蒸15分钟即成。

功效：鸡蛋羹含有丰富的优质蛋白质，较多的钙、铁及维生素 A、维生素 D 等营养素，最宜幼儿食用。

槟榔饮

原料：槟榔 5 ~ 10 克，萝卜籽 5 ~ 10 克，鲜橘皮 10 ~ 15 克，白糖适量。

制法：

①把槟榔打碎；把萝卜籽放小锅内炒香，然后捣碎。

②取新鲜橘皮（约 1 个整橘皮），剪成细丝状。

③然后将上三味一同加入白糖适量，当作饮料服用。以上为 1 日量，可以分为 2 ~ 3 次，温热饮用。

功效：行气，消食，除胀。适用于小儿消食。适用于体壮儿童，只宜饮用 1 ~ 2 天，不可多饮久服；体弱儿童者，用量宜减半。

山楂麦芽饮

原料：炒山楂 10 ~ 15 克，炒麦芽 10 ~ 15 克，红糖适量。

制法：把山楂、麦芽及红糖一同放入搪瓷杯内，加水煎汤，煎沸 5 ~ 7 分钟后，去渣取汁。以上为 1 日量，分为 2 次，当饮料温热服。

功效：去积滞，助消化。适用于小儿伤食。

莱菔汁

原料：新鲜白萝卜 1000 ~ 1500 克。

制法：将新鲜白萝卜洗干净后切成薄片，搅烂，用干净纱布包裹，绞取其汁液约 50 ~ 100 毫升即可。每日 2 ~ 3 次，每次冷饮 50 ~ 100 毫升。

功效：消食积，除腹胀，化痰热，止咳嗽。适用于小儿伤食腹胀、小儿痢疾、小儿支气管炎咳嗽。

宜忌：莱菔汁只宜生用，切勿烧熟服食。

化积茶

原料：山楂 15 克，麦芽 10 克，莱菔子 8 克。

制法：将上述三味药同放入茶杯中，用沸水冲泡片刻，即可饮用。每日 1 剂，代茶饮服。

功效：消食化积。适用于食积不消、食欲不振等症。

米茶	**原料**：大米 100 克，茶叶 6 克。 **制法**： ①将大米淘净，放入锅内加水适量。 ②再将茶叶用沸水冲泡 6 分钟，取茶汁倒入锅内与大米共煮成粥即可。每日 1 次，温服。 **功效**：健脾和胃，消积。适用于消化不良等症。
陈仓米柿饼霜茶	**原料**：陈仓米 60 克，柿饼霜 30 克。 **制法**：将陈仓米微炒至香黄，加水煮沸，倾入碗内，放入柿饼霜，调和化开，澄清。随意饮之，同时也可细细咀嚼焦米。 **功效**：开胃健脾。适用于消化不良。
橘饼茶	**原料**：橘饼 1 ~ 2 个。 **制法**：把橘饼 1 个，切成薄片，放入茶壶内，用刚烧沸的开水冲泡，盖上茶壶盖，泡 10 ~ 15 分钟即可。每日用橘饼 1 个，可分数次当茶饮用，喝茶吃饼连用 2 ~ 3 天。 **功效**：宽中，下气，化痰，止咳。适用于小儿伤食或多吃生冷瓜果后泄泻不止等症。

三、小儿厌食症

1. 小儿厌食症的饮食调养　厌食是指在较长时间内食欲减退或缺乏，常见于 6 岁以下幼儿。发病的主要原因是喂养不当、饮食不节和长期偏食，或由于体内缺乏某种微量元素，或由于环境、心理因素而引起。患儿常见症状为拒食、少食、形体消瘦、面黄无华。厌食症日久得不到治疗，可导致营养不良、贫血、免疫力降低，并可罹患其他疾病，影响小儿正常生长发育。

幼儿饮食不能自我节制，时常饥饱无度。如果片面强调给予高营养的滋补饮食，则易超越小儿脾胃运化能力，导致脾运失健、胃阴不足、脾胃气虚而发生厌食。在矫治厌食症的过程中，应注意以下几个方面：

（1）讲究摄食心理卫生，创造良好的进餐环境。

（2）一日三餐合理搭配食物，讲究色、味、香、形，以促进食欲。

（3）适量补充微量元素或富含元素锌的新鲜果蔬。

（4）在摄取平衡膳食、易于消化的食物、保证营养需求的同时，应纠正偏食、挑食、吃零食的习惯，不吃过甜、生冷、坚硬、肥腻之物。

（5）烹调食物应切细、煮烂，以利消化吸收。

（6）忌食味精。

2. 小儿厌食症防治食谱

五彩虾仁

原料：虾仁 250 克，豌豆、胡萝卜丁、蛋糕丁、水发香菇丁各 25 克，鸡蛋半个，香油 6 克，精盐 3 克，料酒 5 克，淀粉 15 克，葱、姜各少许，植物油 300 克（实耗 30 克）。

制法：

①将虾仁洗净，用洁布揾干水分，放入碗内，加入精盐拌匀，再入蛋清，拌匀上劲，最后加入干淀粉拌匀备用。

②将胡萝卜丁、香菇丁放开水锅内煮熟。

③炒锅置火上烧热，放油烧至四成热，下入虾仁滑散，捞出沥油。

④原锅留油少许，下入葱、姜末炝锅，加入少许鸡汤（或水），放入豌豆、胡萝卜丁、香菇丁烧一会儿，再放入蛋糕丁，加入精盐、料酒，用水淀粉勾芡，倒入虾仁，淋入香油，盛入盘内即成。

功效：五彩虾仁含有丰富的蛋白质、钙、磷、铁、维生素、胡萝卜素等，适合幼儿营养需求。

原料:油菜 150 克,鲜平菇 25 克,海米 7.5 克,花生油 12 克,香油 2 克,精盐 2 克,味精 1 克,料酒 5 克,白糖 1 克,姜末 3 克。

制法:

①将油菜择洗干净,切成 1 厘米见方的丁;鲜平菇切丁用开水汆一下;海米用开水泡发后,切成碎末。

②将花生油烧热,下入姜末稍煸后,放入海米略炸一下,再放入油菜丁、平菇丁炒透,加入料酒、精盐、味精、白糖,翻炒几下,淋入香油,盛入盘内即成。

功效:海米炒油菜平菇含有丰富的蛋白质、脂肪、钙、磷、铁、维生素 C 等多种营养素。其色泽美观,鲜美香郁,能增进食欲,助消化,适宜幼儿食用。

海米炒油菜平菇

原料:枣泥 250 克,核桃仁 50 克,白术粉 25 克,熟猪油 125 克,面粉 500 克。

制法:

①将核桃仁入油锅炸黄,压碎入枣泥,拌匀为馅;取面粉 200 克,加入猪油 100 克拌匀,成干油酥;将剩下的面粉倒在面板上,加猪油 25 克、白术粉和适量清水,合成油面团。

②将干油酥包入油面团内,擀成长方形,从上至下卷成筒形,按量切成剂子,按成圆皮,加入馅,包成小包,入油锅炸至面成金黄色,捞出装盘,稍凉即可吃。当点心食用。

功效:补脾益肾,和胃益气。适用于脾胃虚弱、食欲不振、食积气滞、消化不良等症。

枣泥桃仁

原料:鲤鱼肉 300 克,山楂片 25 克,鸡蛋 1 个,调料适量。

制法:

①鱼肉斜刀切成瓦片块,加黄酒、盐腌 15 分钟,放入用鸡蛋与淀粉搅匀的蛋糊中浸透,再蘸上干淀粉,入爆过姜片的温油中汆熟捞起;山楂片加少量水溶化,加白醋、辣酱油、白糖。

②淀粉制成芡汁,倒入有余油的锅中煮沸,倾入炸好的鱼块,

山楂鱼块

用中火急炒，待汁水紧裹鱼块，撒上葱花即可。佐餐食用。

功效：开胃消食，利水止泻。适用于食欲不振、冠心病、高脂血症等。

八宝豆腐

原料：豆腐、桂花、蘑菇、香草、花生仁、瓜子仁、胡桃仁、芝麻油、酱油、葱、盐各适量。

制法：将豆腐油煎；蘑菇择洗净；将花生仁、瓜子仁、胡桃仁入油中炸透备用；把豆腐倒入砂锅内，加蘑菇、香草、三仁，调入酱油、精盐、葱花煮沸，最后撒上桂花，浇上芝麻油。佐膳。

功效：开胃，助消化。

山药瓤苹果

原料：苹果4个，太子参25克，粳米60克，淮山药25克，瓜条150克，蜜樱桃150克，冰糖150克，薏仁25克，花粉15克。

制法：将苹果去皮，从蒂部揭盖挖去核；太子参、花粉、山药去净灰渣，加工烘制成粉末；薏仁、糯米蒸熟；樱桃、瓜条切成小粒共拌匀，瓤入苹果中，入笼蒸熟透取出；将冰糖加水熬化，浇在苹果上即可。当点心食用。

功效：健脾理气，滋阴益胃，开胃消食。适用于脾胃虚弱或胃阴不足所引起的食欲不振、消化不良、腹泻等症。

灵芝炖鸡

原料：鸡1只（约2000克），灵芝30克，生姜、葱各15克，精盐5克，料酒25克，胡椒粉3克，味精适量。

制法：

①将灵芝洗净；生姜洗净切成厚片；葱洗净切长段；鸡宰杀后去净毛，内脏及脚爪，洗净，入沸水氽透去血水，捞出。

②将鸡脯朝上放入蒸钵内，加入灵芝、姜、葱、盐、料酒、胡椒粉，注入清水500毫升，用湿绵纸封严钵口，上笼大火蒸约3小时至鸡肉熟烂，取出蒸钵揭去绵纸，放味精即成。佐膳服食。

功效：温补脾胃。适用于脾胃气虚、饮食减少、消化不良、反胃腹泻等症。

芙蓉鹌片

原料：鹌肉 60 克，火腿 15 克，鸡蛋清 6 克，青豆（或蒜苗）6 克，冬笋 15 克，葱、姜末各 3 克，猪油、麻油、鸡清汤各适量。

制法：

①鹌鹑宰杀后去毛、内脏，洗净取肉，加入少量猪油，剁成细茸，放入碗中，加蛋清搅拌，再入食盐、鸡清汤、湿淀粉调匀。

②锅内放油，烧至六七成热时，逐渐放入鹌茸，滑溜成片形，捞起；将原锅留少量猪油，置火上，加入葱、姜末、青豆、冬笋及火腿煸炒一下，加清汤，调好味，待汁烧开，将滑好的鹌片倒入锅内略加煨炒，放入湿淀粉勾芡，放入味精，淋上麻油即成。佐膳服食。

功效：补益五脏。适用于脾胃虚弱、食欲不振、筋骨酸痛等症。健康人食之能使精力充沛、食欲旺盛、防病强身。

蜜饯金笋

原料：金笋（胡萝卜）500 克，蜂蜜 250 克。

制法：取胡萝卜 500 克，去掉皮，洗净后切块，入锅内，加水适量煮熟，待水收干时加入蜂蜜，改用小火煎煮 5 ～ 10 分钟，离火后，晾凉即可。饮前嚼食 3 ～ 5 枚，可增进食欲；饭后嚼食 3 ～ 5 枚可帮助消化。

功效：开胃，助消化。适用于小儿不思饮食或过饱伤食、消化不良等症。

糖渍金橘

原料：金橘 500 ～ 700 克，白糖 500 ～ 600 克。

制法：取新鲜金橘洗干净后，用木块把每个金橘压扁、去核。加入白糖腌渍一昼夜，待金橘浸透糖后，稍加温水，再以小火煨熬至汁液耗干，停火晾凉，再拌入白糖，再后放入搪瓷盘中风干数日，装瓶备用。可当果脯随意食用。

功效：理气，化痰，开胃。适用于小儿食欲不振、消化不良、胸闷腹胀等症。

香砂糖

原料:香橼 10 ~ 15 克,砂仁 5 ~ 10 克,白砂糖 200 ~ 300 克。

制法:把香橼同砂仁一起放入碾槽内,研成细粉末;把白糖放入铝锅中,加水适量,以小火慢慢煎熬至稠厚时,加入香橼、砂仁粉,一边搅拌调和均匀,一边继续以小火煎熬,熬到挑起糖成丝状时,离火趁热倒入已涂过菜油的搪瓷盘中,稍冷后按压平整,再切成小糖块即可。每日 2 ~ 3 次,每次 1 ~ 2 块,当糖果食用。

功效:开胃,健脾,行气。适用小儿食欲不振或食后腹肛等症。

蜜饯萝卜

原料:新鲜萝卜 250 克洗净,蜂蜜 50 毫升,萝卜块。

制法:取新鲜萝卜 250 克洗净,切小块,水煮后捞出晾数小时。取蜂蜜 50 毫升与萝卜块共入锅中,文火煮沸调匀,冷贮。每次餐后取食数块,连服 5 ~ 7 日。

功效:适用于脾运失健及消化不良的幼儿。

鲚鱼豆豉汤

原料:鲚鱼 500 克,生姜 3 片,胡椒粉 1.5 克,豆豉 6 克。

制法:鲚鱼洗净;豆豉煮沸后,入鱼及姜、胡椒粉,煮至鱼熟。食肉喝汤,日 2 次。

功效:补气温中。适用于脾胃虚寒、食欲不振、消化不良等症。

宜忌:湿热症及素体阳盛者不宜用。

猴头汤

原料:猴头菇干品 60 克,黄酒适量。

制法:将猴头菇温水浸软后,切成薄片,加水煎汤,加黄酒少许服。顿服。

功效:补脾胃,助消化。适用于脾胃虚弱、消化不良等症。

鲤鱼山楂鸡蛋汤

原料:鲤鱼 1 尾,山楂片 25 克,鸡蛋 1 个,面粉 150 克,料酒、葱段、姜片、精盐、白糖各适量。

制法:

①将鲤鱼去鳞、鳃及内脏,洗净切块,加入料酒、精盐腌 15 分钟;将面粉加入清水和白糖适量,打入鸡蛋搅和成糊;再将鱼块下入糊中浸透,取出后粘上干面粉备用。

鲤鱼山楂鸡蛋汤

②将备好的鱼块下入爆过姜片的温油锅中，翻炸3分钟捞起；山楂片加入少量水，上火煮沸后，加入调料及生面粉糊少量，制成芡汁水，倒入炸好的鱼块再煮15分钟，撒上葱段、味精即成。佐餐食用。

功效：开胃利水。可辅治食欲不振、面身浮肿、冠心病及高脂血症。

云片银耳汤

原料：银耳15克，鸡蛋清50克，鸡脯肉100克，猪油75克，熟火腿100克，清汤1500毫升，豌豆尖叶30片，盐、味精、葱、姜水适量。

制法：

①鸡脯肉用刀背捶成泥去筋，装碗中加葱姜水搅匀过箩；过箩后的鸡茸中加入盐、胡椒粉、料酒、味精搅上劲，加入猪油，蛋清搅成的泡糊和少许湿淀粉，搅匀。

②将洗净的菊花形小铁模里边涂些猪油，摆进四五片银耳（用水发好），用调羹将制好的鸡茸舀成球形，放在银耳中间，使银耳底部粘住鸡茸，再将豆尖叶和火腿小薄片放在鸡茸上点缀成花草图案；制成后放方盘上，上屉蒸4～5分钟，取出放小汤碗内。

③再将钢精锅置火上，加入清汤烧沸，用精盐和味精调好味，烧在汤碗内。佐餐服食。

功效：适用于食欲减退、体弱无力。

鲤鱼豆豉汤

原料：鲤鱼100克，豆豉30克，生姜9克，陈皮6克，胡椒粉0.5克。

制法：将以上各味同放砂锅内煮汤调味服食。每天或隔天1次，连服4～5次。

功效：健脾化湿。适用于小儿脾胃湿困厌食。

鲫鱼生姜汤

原料：鲫鱼1条，生姜30克，橘皮10克，胡椒1克，精盐、葱末各适量。

制法：将鲫鱼去鳞、鳃、内脏，洗净。将姜洗净切片，与各药用纱布包好，填入鱼肚内，加水适量，小火炖熟，加盐、葱末少许调味。空腹喝汤吃鱼，分2次服，每日1剂，连服数天。

功效：健脾益胃。适用于小儿脾虚胃弱厌食。

鲫鱼汤

原料：鲫鱼100克，薏仁30克。

制法：取鲫鱼100克洗净，与薏仁30克加水煨汤服，连服5～6天。

功效：适用于脾胃虚弱幼儿。

参枣米饭

原料：党参10～15克，大枣20～25克，糯米200～250克，白糖50～75克。

制法：

①先把党参同大枣一并放入搪瓷锅内，加水适量，浸泡30分钟后，再煎沸半小时，然后捞去党参，留下大枣及汤备用。

②把糯米淘洗后，放入大瓷碗内，加水适量，放入锅内，然后隔水蒸熟。

③把糯米饭取出后，倒扣在大盘中，把大枣嵌在上面。

④最后把参枣汤放在搪瓷锅内，同时加入白糖煎熬成黏汁，再倒在枣饭上即可。每日早、晚当作点心，空腹温热随意服食。

功效：补元气，健脾胃。适用于小儿脾胃气虚、疲倦无力、食欲不振、大便溏薄等症。

宜忌：凡身体壮实，发热，腹胀，便秘的儿童勿食。

椰枣鸡米饭

原料：椰子肉100克，大枣50克，净鸡肉100克，糯米150克。

制法：大枣洗净去核切碎，椰肉洗净切碎，鸡肉切成丝，糯米淘洗净，共放于砂锅或高压锅中蒸煮做饭，米熟后即可食用。当主食吃。

功效：补中健脾，滋养强壮。适用于脾胃虚弱、气血不足所致的食欲不振、体倦乏力、羸弱消瘦等病症的食疗调养。

白术薏仁饭

原料：炒白术 25 克，薏仁 50 克，炒枳壳 15 克，米 50 克，荷叶 1 张，调料适量。

制法：将米蒸成饭；荷叶铺于蒸笼上，其上放药物，再上放米饭，加油、盐，同蒸约 30 分钟即可。服食米饭及薏仁。

功效：补气健脾，开胃消食，化湿利水。适用于脾虚失运、食少纳呆及脾虚水肿等症。

宜忌：阴虚火旺者禁服。

茯苓香菇饭

原料：茯苓 2 克，干香菇 2 朵，油豆腐 1 块，青豌豆 15 克，料酒、酱油、盐各适量，粳米 150 克。

制法：

①将干茯苓置碗内，用冷水泡 1 小时，使其柔软，然后捣碎成粉状。

②香菇用水泡开，洗净，切成细丝；油豆腐切成细丁。

③粳米洗净，置锅内，加水适量，放入料酒、酱油、盐，并将香菇丝、油豆腐丁、茯苓粉一并放入锅内，与米混合，煮至水将平时，把青豌豆撒在饭面上，焖至饭熟即成。每日 1 次，当中饭或晚饭食。

功效：补养心脾，益气开胃。适宜于病后体虚、食欲不振、惊悸少寐、眩晕健忘者食用。常食能增进食欲，提高智力。

雉肉馄饨

原料：野鸡 1 只，橘皮、面粉、调料各适量。

制法：将野鸡宰杀后，去毛及内脏，剔肉剁细；橘皮剁细、两者混在一起，加花椒、葱花、精盐、酱油拌成馅，用面皮包馄饨煮熟。空腹吃。

功效：补脾益气，理气健胃。适用于脾胃气虚、便溏腹泻、饮食不下等症。

枣柿饼

原料：柿饼 30 克，红枣 30 克，山萸肉 10 克，白面粉 100 克，植物油少许。

枣柿饼

制法：

①将柿饼去蒂切块；红枣洗净去核。

②将柿饼、红枣、山萸肉（洗净）烘干，研成细末，与面粉混匀，加清水适量，制成小饼，用植物油将小饼烙熟。作早、晚餐食用。

功效：健脾胃，滋肝肾。

白术红枣饼

原料：白术25克，干姜5克，红枣250克，鸡内金10克，面粉500克。

制法：

①白术、干姜装纱布袋内，扎口，与红枣同置锅内，加水适量，武火浇沸后，文火煮约1小时，去药包及枣核，枣肉捣泥待用。

②鸡内金研粉，与面粉混匀，同枣泥一起，加药汁和成面团，分制成薄饼，文火烙熟。作点心食用。

功效：益气健脾，开胃消食。

黄鱼小馅饼

原料：净黄鱼肉100克，鸡蛋1个，牛奶50克，葱头25克，植物油10克，淀粉15克，精盐2克。

制法：

①将黄鱼肉制成泥；葱头切末。

②将鱼泥放入碗内，加入葱头末、牛奶、鸡蛋、精盐、淀粉、搅成稠糊状有黏性的鱼馅备用。

③将平底锅置火上，烧至温热，放入油，把鱼馅制成8个小圆饼放入锅内，煎至两面金黄色即可喂食。

功效：黄鱼小馅饼含有丰富的优质蛋白质、脂肪、钙、磷、铁、锌等微量元素，以及维生素A、维生素B$_1$、维生素B$_2$、维生素C、维生素E和烟酸等多种营养素，能引起婴儿食欲，是婴儿可口的营养佳品。

大枣白术内金饼

原料：大枣肉250克，生姜、鸡内金各60克，白术120克，桂皮9克，白糖、面粉各适量。

制法：将以上各药焙干研末、和匀，加白糖、面粉适量做成小饼，于锅中烘熟。每天 2 ~ 3 次，每次 2 ~ 3 个，空腹时当点心食用，连食 7 ~ 8 天。

功效：健脾燥湿。适用于小儿脾湿厌食、面色发黄、疲乏懒动、口腻乏味、不渴、尿涩或混，或有便溏、苔腻、脉滑。

四味内金饼

原料：鸡内金 50 克，桂皮 10 克，生姜 30 克，白术 100 克，红枣（去核）200 克，面粉适量。

制法：将鸡内金、桂皮、生姜、白术、红枣（去核），焙干研末，酌加白糖调匀，再与适量面粉按常法制作烘熟。每日 2 ~ 3 次，随量，连服 7 ~ 10 天。

功效：适用于脾胃虚弱偏阳虚幼儿。

芸豆卷

原料：芸豆 500 克，红枣 250 克，红糖 150 克，糖桂花适量。

制法：

①芸豆水发后文火煮至熟烂，稍冷，置布上搓成泥；红枣以水泡发后去核，煮至熟烂，加红糖、糖桂花拌压成泥。

②将芸豆泥摊在案板上，平抹成 1 厘米厚的长条片，上面铺一层枣泥，纵向卷起，用刀与糕条垂直方向切成糕块即可。每日 1 次，作早餐食用。

功效：健脾利湿。适用于脾胃虚弱、食欲不振、便溏及水肿等症。

芸豆橘红卷

原料：芸豆 500 克，橘红 15 克，红枣 300 克，红糖 150 克，蜜桂花 5 克。

制法：

①将芸豆用温水泡胀放锅内加水煮烂，压成泥状。

②将红枣用温水泡胀去核煮熟，加红糖、加橘红、桂花剁成泥状，将芸豆泥摊案板上抹成厚 1 厘米的长条形，抹上一层枣泥馅，向前卷起 360°，再用刀切成卷块，摆盘中即成。当点心食用。

功效：化痰止咳，健脾消食。适用于脾胃虚弱所致食欲不振、消化不良、咳嗽多痰等症。

山药茯苓包子

原料：鲜山药 250 ～ 300 克，白茯苓 100 ～ 150 克，面粉 250 ～ 500 克，白砂糖 250 ～ 300 克，红绿丝 50 ～ 100 克，熟猪油适量。

制法：

①先把鲜山药洗净后，削去外皮，切成片，放入锅内，加水适量，煮熟后捣烂。

②把白茯苓研成粗末状。

③把山药、茯苓、红绿丝、猪油、白砂糖一并和匀，做成馅料。

④用白面粉加水调和，如常法发酵后，加入馅料包成小包子，蒸熟即可。每日早晚当点心趁热食用，每次 2 ～ 3 个，连服 5 ～ 7 天。

功效：健脾胃，补中气。适用于小儿体质虚弱、脾胃不健、食少便溏等症。

宜忌：作为甜点，切勿冷食。

蚕豆京糕泥

原料：鲜蚕豆 50 克，京糕 25 克，白糖 15 克，花生油 5 克，桂花少许。

制法：

①将鲜蚕豆剥去老、嫩皮，放入锅内煮烂、捞出，用冷水过凉，放菜板上，砸成泥状放入碗内。

②将京糕切成绿豆大小的丁。

③炒锅置火上，放入油，加入白糖、蚕豆泥、桂花，用中火推炒，炒透后盛入盘内，撒上京糕丁即成。制作时，要选择鲜蚕豆作为原料；要煮熟、炒透，才能给婴儿喂食。

功效：蚕豆京糕泥具有增进食欲、帮助消化、清热利尿作用，是婴儿春季较为适宜的食品之一。

温拌双泥

原料：茄子 100 克，土豆 100 克，熟鸡蛋 2 个，香油 5 克，西红柿 50 克，精盐、味精各少许。

制法：

① 将茄子去皮洗净；土豆洗净，削去土豆皮，分别上屉蒸烂。

温拌双泥

②将蒸透的茄子、土豆分别捣成泥茸状，再加入精盐、味精拌匀。将熟鸡蛋剥去皮，蛋清、蛋黄分开。将蛋黄捣成泥，蛋清切成细末，各加少许精盐拌匀。

③将拌好的茄泥、土豆对称放在干净的盘内，再把蛋清末、蛋黄泥分别放在茄泥和土豆泥两侧，然后将西红柿酱堆放在中间，最后浇上香油即成。制作茄泥和土豆泥时，一定要注意操作时间、餐具的清洁和厨具卫生。

功效： 温拌双泥清香利口，富于营养，并含有丰富的蛋白质、碳水化合物，还有较多的维生素C、维生素A、维生素D及多种矿物质。其色彩艳丽，口感细腻，味道各异，能大大刺激食欲，极宜幼儿经常食用。

橘红糕

原料： 橘红粉10克，米粉500克，白糖200克。

制法：

①将橘红粉与白糖放入盆中拌匀做馅。

②米粉用水湿润，蒸笼上铺一层干净的屉布，撒上米粉，上笼用旺火蒸半小时，放冷待用。

③用锅铲和刀将熟米粉压平，撒上橘红糖馅，在上面再摊放一层米粉糕，压实，用刀切成小方块，即可食用。当糕点食用。

功效： 健胃消食，化痰止咳。可辅治食欲不振、消化不良、咳嗽多痰等症。

山楂云卷糕

原料： 山楂糕100克，鸡蛋16克，白糖500克，熟面粉500克。

制法：

①将鸡蛋打开，把鸡蛋清、黄分放两个盆内，将蛋清抽打成糊状，再把蛋黄打散。

②将白糖倒入蛋黄盆内搅匀，再加在蛋清糊内搅匀，然后把熟面粉放入糊内搅匀。

③将搅匀的蛋糊倒入蒸糕木格中，上蒸笼蒸20分钟左右，待熟取下，将糕倒出，把山楂糕切成薄片，放在上面，随即卷起，

用洁白无菌纱布把糕卷紧，待冷后把布解开，切成圆形，使似云卷形状。可作主食吃。

功效：健脾开胃。适用于食欲不振、消化不良等症。

健儿糕

原料：茯苓15克，麦芽25克，山药15克，白术15克，蔗糖150克，糯米粉250克，香精适量，山楂20克。

制法：

①先把茯苓、麦芽、山药研成细粉，过80目筛。

②把白术、山楂放入砂锅内，加水适量，煎汁。

③把茯苓等细粉同蔗糖（或葡萄糖粉）、糯米粉、香精和匀后，再加入白术、山楂汁搅拌均匀，制成糕饼，烘干即可。每日3次，每次嚼服20克，连用5～7天。

功效：健脾消食，助运导滞，适用于小儿形体消瘦、食欲不振、大便稀溏等症。

八仙糕

原料：芡实、山药、茯苓、白术、莲子、薏仁、白扁豆各150克，党参50克，糯米粉1000克，麻油100克，白糖250克。

制法：

①选上乘芡实、山药、茯苓、白术、莲子、薏仁、白扁豆、党参，如数称足，晒干后共研为细粉，过筛。

②把上粉同糯米粉、白糖及麻油一并拌和均匀，然后加水适量，如常法揉成面团，压入木模，做成小饼块。

③把小饼块放入蒸笼内，蒸熟后晒干，备用。每日早、晚空腹食用，每次1～3块或用开水调服或嚼服，连服半月。

功效：健脾益胃。适用于小儿脾胃虚弱所致的厌食、泄泻、消化不良、腹胀便溏、面色萎黄，形体瘦弱等。

宜忌：小儿因伤食所致的腹胀、泄泻（伤食泄）、消化不良以及因急性肠炎、菌痢所致的腹泻不宜选用。

麦芽糕

原料：麦芽120克，橘皮、炒白术各30克，神曲60克，米粉150克，白糖适量。

麦芽糕

制法：

①先把麦芽淘洗后晒干。

②新鲜橘皮，晒干后取 30 克。

③然后将麦芽、橘皮、炒白术、神曲一并放入碾槽内研为细粉状。

④把米粉、白糖同药粉和匀，加入清水调和，如常法做成小糕饼约 10 ~ 15 块。每日随意食麦芽糕 2 ~ 3 块，连服 5 ~ 7 天。

功效：消食、和中、健脾、开胃。适用于小儿不思饮食或消化不良、脘腹胀满。

油炸山楂糕

原料：山楂糕 500 克，鸡蛋 3 个，淀粉及面粉各等量，熟猪油 500 克，白糖适量。

制法：

①将山楂糕切成 3 厘米长、1.5 厘米宽的长方条。

②将鸡蛋打入碗内，打散，放入淀粉和面粉，调匀成稠糊。

③锅置炉火上烧热，倒入猪油。油热后，将山楂条放在鸡蛋糊内滚一滚，使每条都滚满鸡蛋糊，然后放入热油锅内，炸至两面焦黄，即可出锅装盘，撒上少许白糖上桌。当点心食。

功效：消食化积。适用于小儿食欲不振、消化不良，尤其适用于小儿食积者食用，并具有降血脂及活血散瘀作用。

雪梨粥

原料：生梨 2 个，粳米 50 克。

制法：将生梨连皮洗净，去核切碎，加水适量，文火煎煮 30 分钟取汁，再与粳米共煨粥，酌加白糖调服。

功效：适用于胃阴不足的幼儿服食。

水果麦片粥

原料：麦片 100 克，牛奶 50 克，水果适量，白糖少许。

制法：

①将干麦片用清水 300 克泡软；水果洗净切碎。

②将泡好的麦片连水倒入锅内，置火上烧开，煮 2 ~ 3 分钟后，

水果麦片粥

加入牛奶，再煮5～6分钟，等麦片酥烂，稀稠适度，加入切碎的水果、白糖略煮一下，盛入碗内即成。制作中，粥要熬得稀稠适度；水果下入锅内稍煮一下，再给婴儿喂食。

功效：水果麦片粥含有婴儿发育所需的蛋白质、脂肪、碳水化合物、钙、磷、铁、锌和维生素A、维生素B_1、维生素B_2、维生素C及烟酸等多种营养素。婴儿食用既能增加食欲，又能补充各种营养素，而且易于消化吸收。

麦芽山楂粥

原料：麦芽、神曲、山楂各10克，橘皮、白术各6克，粳米50克，砂糖适量。

制法：先将上药入砂锅煎取浓汁，去渣，加入粳米、砂糖煮粥。两餐间当点心服食。

功效：健脾开胃，消食和中。适用于小儿不思饮食或消化不良、乳食不消、脘腹胀满、腹痛腹泻等。

山药薏米粥

原料：山药15～30克，薏米10～20克，莲肉（去心）10～15克，大枣5枚，小米50～100克，白糖少许。

制法：将上述各药同小米洗净后共煮为粥。粥熟后加白糖调味。每日2次，空腹食用。

功效：健脾益气。适用于脾虚、食少纳呆、腹胀便溏、肢体无力等症。

鸡内金粥

原料：鸡内金6克，干橘皮10克，砂仁1.5克，粳米30克，白糖少许。

制法：先将鸡内金、干橘皮、砂仁共研成细末，待用。将粳米淘净，放入锅内，入上三味药末，加水搅匀，置武火上煮沸，再用文火熬熟，然后入白糖即成。每日2～3次，空腹食用。

功效：消积健脾。适用于小儿饮食不节、脾胃受损、不思饮食、肚腹胀大、面黄肌瘦、大便黏滞等症。

参苓粥

原料：人参3～6克，白茯苓（去黑皮）5～10克，粳米50克，生姜1～2片，食盐少许。

制法：将人参、白茯苓、生姜水煎，去渣取汁，再将粳米放入药汁内煮成粥，临熟时加入少许盐，搅和匀。空腹食用。

功效：健脾益气。适用于脾胃气虚、不思饮食、日渐消瘦等症。

砂仁粥

原料：砂仁2～3克，大米50～75克。

制法：先把砂仁捣碎为细末，再将大米淘洗后，放入小锅内，加水适量，如常法煮粥，待粥将熟时，调入砂仁末，稍煮即可。每日可供早、晚餐，温热服食。

功效：健脾胃，助消化。适用于小儿食欲不振、消化不良。

宜忌：砂仁放入锅内，不宜久煮。

山楂扁豆粥

原料：山楂、扁豆各30克，粳米50克，白糖适量。

制法：取山楂、扁豆各30克，水煎去渣，入粳米50克共煨薄粥，酌加白糖调服。

功效：适用于脾运失健的幼儿服食。

山楂茶

原料：山楂、红糖各适量。

制法：取山楂适量，去核炒焦，研末。每日3次，每次服6克，酌加红糖，沸水冲沏代茶饮。

功效：适用于小儿厌食及消化不良等症。

芦根茶

原料：鲜芦根30克，鲜石斛10克，乌梅5克。

制法：取鲜芦根、鲜石斛、乌梅，水煎代茶频饮。

功效：适用于胃阴不足幼儿，宜夏季服用。

橙子蜂蜜饮

原料：橙子1个，蜂蜜50克。

制法：橙子用清水浸泡去酸味，然后带皮切成四瓣，加清水适量，放入蜂蜜，同煮20～25分钟，捞出橙子留汁。代茶饮。

功效：消食下气。适用于食积气滞、脘中痞闷、不思饮食等症。

橘枣饮

原料：大红枣 10 枚，鲜橘皮 10 克（或干橘皮 3 克）。

制法：将大红枣用锅炒焦，与橘皮一起放保温杯内，以沸水冲泡 10 分钟。饭前代茶频饮。

功效：开胃，消食。适用于食欲不振，消化不良等症。

四、小儿疳积

1. 小儿疳积的饮食调养　小儿疳积是常见的饮食积滞和疳疾两种胃肠病，相当于现代医学的营养不良，也与消化不良、厌食症关系密切，属于慢性营养障碍性疾病范畴。临床上以面黄肌瘦、肚腹膨大、时发潮热、心烦口渴、精神萎靡、尿如米泔、食欲减退、毛发枯黄、烦躁易啼、头大颈细、青筋暴露、饮食异常等症状为主。

我国传统医学认为，本病多由断奶后饮食不调、喂养不当、脾胃损伤，或虫积及某些慢性疾病所致。治疗以健脾、消积、驱虫等为主。上呼吸道反复感染可导致本病发生。本病常并发营养不良性贫血、水肿、维生素缺乏症。由于全身各系统功能紊乱，免疫能力降低，也极易罹患其他疾病。

为了预防小儿疳积的发生，在喂哺婴幼儿时，应注意以下几个方面：

（1）少食豆类、花生、玉米等坚硬难以消化的食物，脾胃运化功能薄弱儿和疳积患儿应禁食。

（2）忌食煎炸熏烤和肥腻、过甜的食物。

（3）忌食芝麻、芝麻油、葱、姜和各种香气浓郁的调味料。

（4）烹调食物时应注意软、烂、细，以利消化吸收，并应时常更换食物品种。

（5）提倡母乳喂养，并按时合理地添加各种辅助食品。

2. 小儿疳积防治食谱

鸡肝软炸

原料：山药 100 克，鸡肝 400 克，干淀粉 100 克，鸡蛋 4 个，调料适量。

软炸鸡肝

制法：

① 鸡蛋打散，加水生粉、山药粉，调成鸡蛋粉糊；鸡肝去胆，洗净切两块，加葱、姜、黄酒、胡椒粉、盐、味精略腌后，加蛋粉糊搅匀。

②炒锅内放油，待六成热时，投入腌好的鸡肝，炸至金黄色时捞出；将另锅烧热，放芝麻油，下鸡肝、葱花、花椒翻炒几下。佐餐服食。

功效：养肝明目。适用于肝虚目暗、视物不清、夜盲、小儿疳积等病症。

榴根猪肉

原料：红石榴根皮 30 克，猪瘦肉 30 克。

制法：将石榴根与猪肉在砂锅中炖至烂熟即可。吃肉喝汤，连吃 3 天。

功效：驱虫补虚。适用于疳积。

茯苓煮鸡肝

原料：鸡肝 30 克，茯苓 10 克。

制法：将鸡肝、茯苓共煮。吃肝喝汤，连服 10 天。

功效：健脾生血，补益肝肾。适用于小儿疳积、身体亏虚。

内金煮黄鳝

原料：黄鳝 1 条（约 250 克），鸡内金 10 克。

制法：将黄鳝去肠切段，同鸡内金加水共煮。每日 1 次，酱油调食。

功效：补虚损，强筋骨，健胃消积。适用于小儿疳积虚损。

鲜石榴嫩叶

原料：鲜石榴嫩叶 3～6 克。

制法：采摘鲜石榴嫩叶，以早晨露水未退时采摘为佳，晒干研末。每次根据年龄服 0.3～6 克，每日 2 次。

功效：健脾驱蛔。适用于疳积、小儿消化不良、蛔虫病。

炒蚕蛹

原料：蚕蛹、蜂蜜各适量。

制法：取蚕蛹适量炒熟，蜂蜜调服。

功效：用治小儿疳积。体瘦、脾胃虚热儿也宜常服。

蒸内金鳝鱼

原料：黄鳝1尾，鸡内金6克。

制法：黄鳝1尾取肉切小段，与鸡内金6克共入屉，旺火蒸熟，调味空腹服。每日1次。

功效：适用于饮食不节、食积久滞幼儿服食。

牛肝汤

原料：牛肝100克，使君子仁适量（每岁1枚），猪油、食盐、味精各适量。

制法：取牛肝、使君子仁适量共捣烂，酌加猪油、食盐煮熟，加味精调服。

功效：适用于疳积、虫积幼儿服食。

小儿疳积汤

原料：猪肝100克，鲜珍珠草30克(干15克)，疳积草30克(干15克)，青皮、冰糖各3克。

制法：先将猪肝洗净，切片；珍珠草、疳积草、青皮洗净后共装入布袋，口扎紧。然后将猪肝、药袋共同入锅，加水适量，旺火煮沸后再改文火煨至肝熟软，捞出药袋，加入冰糖，继续稍煮片刻至冰糖溶化即成。食肉饮汤，每日1次，连服7日为1个疗程。

功效：具清肝热、益脾养血、渗湿利水，消积滞之效。适用于气血虚疳积症者食用。

鲜番薯叶汤

原料：鲜番薯叶120克。

制法：将鲜番薯叶（红薯）叶，水煮，取其汤。当饮料，1日饮数次。

功效：健脾养血。适用于疳证的目疳，即出现视物不清，夜晚则有夜盲。

双芽鸭肫汤

原料：鸭1只，麦芽、谷芽各20克。

制法：将鸭肫连同肫内金黄色厚膜洗净，切块，与麦芽、谷芽各20克加水煮熟，饮汤吃肫。

功效：适用于饮食积滞、食欲不佳、消化不良、形体消瘦幼儿服食。

田鸡米饭	**原料：** 田鸡（青蛙）5～8只，花生油、食盐、粳米各适量。 **制法：** 取田鸡（青蛙）5～8只去皮及肠杂，切块，加花生油、食盐拌匀。粳米煮为软饭，加入田鸡，焖熟取食。 **功效：** 可治疳积、黄瘦、热疮及湿热所致的水肿。
鸡金藕头饼	**原料：** 鸡内金24克，藕头40克，砂仁、豆蔻各20克，白面粉1000克，白糖300克。 **制法：** ①把鸡内金、藕头、砂仁和豆蔻，同研成细粉。 ②加入面粉及白糖，一并拌和均匀后，加水适量，揉和搅拌成糊状。 ③将药面糊在平锅或铁锅内，摊成大饭碗大小薄饼，烙熟至微黄为度，勿烧焦。每日嚼食鸡金藕头饼2～4只。 **功效：** 健脾开胃，化积消食，增进食欲。适用于小儿疳积或平素胃口不好，身体较差的患儿服食。
使君子肉饼	**原料：** 使君子肉30克，瘦猪肉末250克，小麦粉30克。 **制法：** 将使君子肉及瘦肉末同小麦粉调匀，蒸饼10个。每日2次，每次服1个。 **功效：** 驱虫疗疳，滋阴补虚。适用于小儿身体虚弱而肠虫未除者。
金鸡白糖饼	**原料：** 生鸡内金90克，白面250克，白糖适量。 **制法：** 将鸡内金烘干，研成极细末；将鸡内金末、白面、白糖混合，按常规做成极薄小饼，烙至黄熟，如饼干样。当饼干给小儿食之。 **功效：** 健脾消疳。适用于疳积的脾虚腹胀大、面黄食少者。
山楂糯米糕	**原料：** 山楂粉250克，鸡内金粉30克，枳壳粉10克，糯米粉300克，白糖30克，水适量。 **制法：** 将上料共揉合成面团，分捏成约50克的小块，入蒸笼置沸水锅旺火蒸至糕熟即成。每日3次，每次1块，温开水送服。

功效：具健脾开胃、消食化滞之效。适于积滞伤脾型疳积者食用。

二藤健脾糕

原料：旋覆花根150克，鸡血藤60克，粳米250克，白糖250克。

制法：将以上前三样共研细末，混匀后加白糖，用水适量揉成面团，切块或搓揉成小团块蒸熟。分顿随量食。

功效：健脾消食。适用于小儿疳积、消瘦、食少等症。

生板栗泥

原料：生板栗适量。

制法：生板栗捣泥。日食数枚量。

功效：益气厚胃，健脾补肾，活血。适宜于小儿疳积、脚软无力。

人参粥

原料：人参6克（或党参30克），白茯苓、麦门冬各10克，粳米50克。

制法：将人参（或党参）水煎30分钟后，加入白茯苓、麦门冬续煎30分钟，去渣取汁。粳米按常法煨粥，粥将成时调入药汁，续煮至汤变浓稠，晚餐服。

功效：适用于疳积，先天不足，病后、术后胃纳不振幼儿服食。

红枣粥

原料：红枣7枚、粳米50～100克。

制法：取红枣、粳米按常法煨粥，早、晚分服。

功效：适用于脾胃虚弱、面白少华、饮食不振、便溏、体瘦幼儿。

鸡汁粥

原料：母鸡1只，粳米50克。

制法：母鸡取肉、骨、肝、肫煮至烂熟。粳米按常法煨粥，粥成时兑入适量鸡汤，加盐，早餐或晚餐服用。

功效：病后及术后幼儿宜食用。

芪参消滞粥

原料：黄芪10克，党参6克，粳米50克，水适量。

制法：将黄芪、党参洗净，沥干，粉碎，入锅加水旺火煮沸后，改中火熬至水将剩约一半时，用纱布过滤，弃渣取汁，以汁代水继续煮沸后，加入粳米并改文火煮米至熟即成。每日1次，连服10日为1个疗程。

功效：具补气补虚、健脾生津、润肠消滞之效。适用于脾虚气弱型疳积者食用。

大米胡萝卜粥

原料：胡萝卜约 250 克，粳米 50 克。

制法：将胡萝卜洗净切片，与大米同煮为粥。空腹食，每日 2 次。

功效：宽中下气，消积导滞。适用于小儿积滞、消化不良等症。

胡萝卜玉米渣粥

原料：玉米渣 100 克，胡萝卜 3～5 根。

制法：先将玉米渣煮 1 小时，后将胡萝卜洗净切片放入再煮，待胡萝卜熟后即可。空腹服，每日 2 次。

功效：消食化滞，健脾止痢。适用于小儿消化不良、食积腹痛、久泄久痢等症。

小米淮山药粥

原料：淮山药 45 克（鲜者约 100 克），小米 50 克，白糖适量。

制法：将山药洗净捣碎或切片，与小米同煮为粥，熟后加白糖适量调匀。空腹食用。

功效：健脾止泄，消食导滞。适用于小儿脾胃素虚、消化不良、不思乳食、大便稀溏等症。

牡丹粥

原料：牡丹叶、漏芦（去芦头）、决明子各 10 克，雄猪肝 100 克，粳米 50～100 克。

制法：将猪肝洗净切片；先煎前三味药，去渣取汁，后入肝、米，煮成粥。空腹食之，每日服 2 次。

功效：活血消积。适用于小儿癖痕，症见两胁下出现结块，时痛时止或平时摸不到，产时才能触及。

大麦粥

原料：大麦米 50 克，红糖适量。

制法：将大麦米浸泡轧碎，煮粥加红糖适量。每日 2 次服食。

功效：益气调中，消积进食。适用于小儿疳症、脾胃虚弱、面黄肌瘦，少气乏力等症。

加味锅巴粥	**原料**：锅巴、莲子、薏仁各50克，白糖适量。 **制法**：取锅巴、莲子、薏仁各50克，酌加白糖、清水共煨粥。一日内分次服。 **功效**：健脾消食。适用于疳积、脾胃虚弱幼儿服用。
獾肉羹	**原料**：獾肉750克，火腿25克，鸡蛋清1个，蘑菇100克，胡椒粉、淀粉、料酒、食盐各适量。 **制法**：将獾肉洗净，入沸水锅氽透，捞出，洗净，切成肉丁，置入碗中，加入鸡蛋清，拌入淀粉，和沸水锅中氽熟，然后放入盐等佐料及火腿末、蘑菇末共炖15分钟即可。饮汤，食肉。 **功效**：补中益气，健脾开胃。适用于小儿疳积、消瘦病症及脾胃虚弱者食用。健康人食之能开胃健脾，强身壮体。
羌活鱼羹	**原料**：鲜羌活、鲤鱼各250克，调料适量。 **制法**：先将羌活、鱼洗净，置锅内加水煮成汤，再用花椒、生姜、食盐调味即可。佐餐食用。 **功效**：益气补虚，开胃进食。适用于身体虚弱、营养不良，尤其适合于小儿疳积、食少消瘦等症服用。
红曲茶	**原料**：红曲15克。 **制法**：将上药用水煎。代茶饮用。 **功效**：健脾消食。适用于积滞、食而不化、腹胀、厌食等症。
丁香姜汁饮	**原料**：丁香2粒，姜汁15毫升，牛奶250毫升，白糖15克。 **制法**：将丁香、姜汁、牛奶共煮沸，去丁香，调入白糖饮服。每日1次，连服10日。 **功效**：适用于疳积、体瘦幼儿服食。
独蒜牛奶饮	**原料**：独头蒜适量，牛奶250毫升。 **制法**：取独头蒜适量，去皮捣泥，加入牛奶，煮服。 **功效**：适用于疳积、消化不良和虫积幼儿服食。

丁香姜汁奶	**原料**：丁香2粒，姜汁20毫升，牛奶250毫升，白糖适量。 **制法**：将前三味放入锅内煮沸，除去丁香，加入白糖即可。每天服1次，连服10天。 **功效**：益气养血，健脾开胃。适用于小儿气血双亏型疳积、面色苍白、形体羸瘦、四肢不温、发稀干枯、睡眠露睛、哭声无力、腹部凹陷、精神萎靡、食欲不振、完谷不化，大便溏泄、舌质淡、脉弱无力。
橘花红茶	**原料**：橘花3克，红花2克，建曲6克。 **制法**：将上三味用白开水冲泡。每日1剂，代茶饮用。 **功效**：理气和胃。适用于胃脘胀痛、咳嗽痰多、嗳气呕吐、食积不化或伤食生冷瓜果等症。
胡萝卜茶	**原料**：胡萝卜250克，红糖少许。 **制法**：将胡萝卜水煎，加入红糖少许。代茶频饮。 **功效**：行气消食。适用于婴儿积滞、腹胀、积食不化、吐泻不止、哭闹不安等症。
三鲜消滞饮	**原料**：鲜山楂20克，鲜萝卜30克，鲜青橘皮6克，冰糖适量。 **制法**：将山楂、萝卜、青橘皮洗净、切丝，共入锅加水适量，用旺火烧开后改用文火煨30分钟，然后用干净纱布过滤，弃渣取汁后，加入冰糖继续煮沸即成。每日3次，每次20~30毫升，饮后及时漱口。连饮3日为1个疗程。 **功效**：具健脾行气、开胃、助消化、散结消滞之效。适于积滞伤脾型疳积者食用。

五、肠道寄生虫

1.肠道寄生虫的饮食防治 小儿常见的肠道寄生虫病以蛔虫病、蛲虫病居多，其次为绦虫病，中医统称为"虫积"或"虫症"。本病的症状轻重不取决于寄生虫的多少,而与寄生部位和状态有关。临床上可表现出不同症状:①蛔虫病:可表现为腹泻、发热、荨麻疹、肺炎、阵发性腹痛、夜惊、磨牙和食欲下降、异食癖等;②蛲虫病:可表现夜间肛周瘙痒、阴部瘙痒、睡眠不安、夜惊、烦躁、精神萎靡、咬指甲、食欲改变等;③绦虫病:症状较轻,仅有腹部不适、腹泻或便秘、肛周发痒、恶心等。较重者可出现消瘦、面色萎黄、腹痛、消化不良等。

本病的防治应注意以下几个方面:①养成良好的卫生习惯,保持手部清洁,常剪指甲,不吸吮手指;②忌食不洁瓜果,慎食凉拌菜。欲生食,应去皮或用淡盐水反复冲洗,以去虫卵;③虫积者可消耗体内大量营养,故应增加富含蛋白质的食物,如畜禽肉、蛋类、豆类、奶类、动物内脏等。肉类食物应充分煮熟,以免食入绦虫卵。忌食各种香燥的零食和煎炸熏烤物;忌食油腻、辛辣之物和各种冷饮,以免引起蛔虫游走而发生不良后果。

2. 肠道寄生虫防治食谱

菜油炒葱	**原料**:大葱 300 克,菜油 15 毫升。 **制法**:葱洗净、捣烂,取汁。加菜油急火炒(不加水和盐)。每日清晨空腹服下,1 次服完,连服 3 日。 **功效**:杀虫消积。适用于小儿蛔虫病。
炒香榧	**原料**:香榧子 250 ~ 500 克。 **制法**:于每年 10 ~ 11 月间香榧子成熟时采摘,除去肉质外皮,取出种子,晒干;再将榧子仁微炒至外表褐黑,内仁黄黑,发出焦香味为度。每日吃榧子肉 10 ~ 15 克,连吃 15 ~ 30 天,直至大便中钩虫卵消失为止。 **功效**:消积杀虫。适用于小儿钩虫病。
凤眼果煲猪瘦肉	**原料**:凤眼果 7 个,猪瘦肉 100 克。 **制法**:凤眼果去壳,猪瘦肉洗净切块,两者一同放入煲内,加清水适量炖煮至瘦肉熟烂,用食盐调味。饮汤吃肉及凤眼果。 **功效**:杀虫健胃。适用于小儿蛔虫病。

槟榔独脚金煲猪肉	**原料**：槟榔3枚，独脚金15克，猪瘦肉100克。 **制法**：独脚金、槟榔、猪瘦肉加清水三碗同煮至一碗，用食盐少许调味。佐餐食，饮汤吃肉。 **功效**：驱虫清肝。适用于小儿蛔虫病。 **宜忌**：宜选用清淡、健胃之食物；忌吃油腻过重食物。
参芪鹌鹑	**原料**：党参、黄芪各15克，鹌鹑1只。 **制法**：鹌鹑去毛及内脏，将党参、黄芪放入鹌鹑肚内，加水、油、盐适量，隔水炖2小时，除去党参、黄芪即成。饮汤吃鹌鹑肉。 **功效**：益气健胃。适用于小儿蛔虫病。
糖蜜南瓜子	**原料**：新鲜南瓜子150～200克，冰糖50克或蜂蜜30克。 **制法**：取新鲜南瓜子，剥取南瓜子仁100克左右，放入研钵内，加入冷开水少许，研烂如糊状，加入冰糖或蜂蜜，一同拌匀即可。空腹服，每日分2次顿服。 **功效**：杀虫。适用于小儿蛔虫病；也可用于小儿绦虫病。
炒使君子	**原料**：使君子250克。 **制法**：选择个大、颗粒饮满、种仁色黄、味香而带油性的使君子250克，去壳，取其使君子仁，放入锅内，炒至香脆备用。用于治疗小儿蛲虫，每日6～15粒，分2次于饭前半小时嚼食，连用15天为1个疗程，隔月再服1个疗程。用于治疗小儿蛔虫病，每日1粒，于空腹时1次嚼食，连用2～3天。 **功效**：杀虫，消积，健脾。适用于小儿蛲虫病；也可用于小儿蛔虫病。
糖醋马齿苋	**原料**：鲜马齿苋200～250克，食醋30克，白糖适量。 **制法**：马齿苋洗净后，煎取浓汁250毫升，去渣，加入食醋、白糖适量，调匀后即可。以上为1日量，1次或分为2次空腹温热饮用，连服3天为1个疗程。如需进行第二、三疗程，可间隔半月。

功效：驱虫。适用于小儿钩虫病。

宜忌：一年四季均可采用。

韭菜炒南瓜子

原料：韭菜 100 克，南瓜子 50 克，植物油适量。

制法：将韭菜洗净切小段，南瓜子去壳，用少许植物油旺火共炒熟，加盐佐餐服。

功效：适用于蛲虫病而致睡眠不安、精神不振患儿服食。

猪肉蒸使君子

原料：使君子仁 10 克，瘦猪肉 100 克，食盐、味精各适量。

制法：将使君子仁研细，瘦猪肉剁如泥，拌匀后酌加食盐、味精，蒸熟佐餐。

功效：适用于面有虫斑、经常腹痛、食少贫血患儿服食。

韭根蒸鸡蛋

原料：韭根 120 克，鸡蛋 1 个。

制法：将韭根洗净捣汁，打入鸡蛋调匀，蒸熟空腹服。每日 1 次，连服 3 日。

功效：驱蛔止痛。

乌梅槟榔汤

原料：乌梅、槟榔各 15 克，糖适量。

制法：将乌梅、槟榔水煎浓汁，去渣加糖服。早、晚各 1 次空腹服，连服 3 日。

功效：适用于蛔虫病腹痛患儿服食。

杀虫汤

原料：榧子仁、使君子仁、大蒜各 50 克。

制法：榧子切碎，使君子仁切细，大蒜切片，同入锅加适量水，置火上煎成汤。空腹饮服。每日 3 次。小儿用量酌减。

功效：驱虫。适用于小儿蛔虫病、蛲虫病。

温醋汤

原料：醋 30 ～ 60 毫升，开水适量。

制法：将醋加入适量温开水里即可。1 次温服。

功效：安蛔止痛。适用于胆道蛔虫病。

鳝鱼饭	**原料**：黄鳝肉 150 克，花生油、姜汁适量。 **制法**：将黄鳝肉洗净切段，酌加花生油、姜汁拌匀，摊于将熟的米饭上，文火焖 30 分钟后取食。 **功效**：适用于钩虫病患儿服食。
血余鸡蛋饼	**原料**：血余炭 1 克，鸡蛋 2 个，米醋 20 毫升。 **制法**：取血余炭研细末，入去壳鸡蛋，调味后煎为饼，熟时烹入米醋，醋干即可顿服。每日 1 次，连服 2 日。 **功效**：适用于绦虫病患儿服食。
苦楝根粥	**原料**：苦楝根白皮 10～15 克（鲜品 30～60 克），粳米 50～100 克，冰糖适量。 **制法**：先用慢火煎苦楝根皮，取汁去渣，再入粳米、冰糖煮为稀粥。空腹顿服为宜。视蛔虫情况，隔 5～7 日可再服 1 次。 **功效**：杀虫驱蛔。适用于蛔虫病。
乌梅粥	**原料**：乌梅 15～20 克，粳米 50～100 克，冰糖适量。 **制法**：将乌梅煎取浓汁去渣，入粳米煮粥，粥熟后加冰糖适量，稍煮即可。每日 2 次，温热食。 **功效**：涩肠止泻，安蛔止痛。适用于虫积腹痛及久泻久痢。
使君子粥	**原料**：使君子 50 克，花生肉 25 克，茶叶 15 克，粳米 50 克。 **制法**：先将前三味共研细末备用。再将粳米煮粥，将熟时加入 10 克药末，稍稍煮即成。每日 1 次，空腹食。 **功效**：杀虫驱蛔、适用于小儿蛔虫病。
牵牛子粥	**原料**：牵牛子末 1 克，粳米 50 克，生姜 2 片。 **制法**：先用粳米煮粥，待煮沸后放入牵牛子粉末及生姜，煮成稀粥服食。空腹食用，从小剂量开始渐增，不宜过大，不可久服。 **功效**：通便，下气，泻水消肿。适用于小儿蛔虫病及腹水胀满、小便不利、大便秘结等症。

雷丸槟榔粥	**原料**：雷丸、槟榔各 10 克，粳米 50 克。 **制法**：先把雷丸、槟榔片煎汁去渣后，加入粳米一同煮粥。空腹顿食。2 ～ 3 日为 1 个疗程。 **功效**：驱虫，消积，下气。适用于多种寄生虫病及食积气滞、脘腹胀痛、大便不爽等症。 **宜忌**：不宜久服。体质虚衰、脾胃薄弱的病人不宜选用。
豆油藕粉糊	**原料**：豆油 60 克，藕粉适量。 **制法**：将豆油同适量新藕粉一同调成稀糊状即可。以上为 1 日量，分 3 次炖温后服食。 **功效**：驱虫，润肠。适用于小儿蛔虫性肠梗阻。 **宜忌**：此方对粘连性肠梗阻也可以选用，但对绞窄性肠梗阻不宜选用。
大黄粉蜜糊	**原料**：生大黄 15 克，粳米粉 15 克，蜂蜜 60 克，温开水 150 毫升。 **制法**：先把大黄晒干后研成细粉；再把粉放入小铁锅内，用小火炒至微黄色，然后取出，晾凉；最后把大黄粉、米粉及蜂蜜一同放入茶杯内，加入温开水 150 毫升，调匀成糊状即可。每小时服 1 次，每次 15 毫升，全量约 12 次服完。 **功效**：通便驱虫。适用于小儿蛔虫性肠梗阻。 **宜忌**：此方只适用于蛔虫性肠梗阻；其他类型肠梗阻不宜选用。
南瓜子糊	**原料**：生南瓜子 50 ～ 80 克，蜂蜜 30 毫升。 **制法**：取生南瓜子 50 ～ 80 克带皮捣烂，入蜂蜜 30 毫升和凉开水适量，调糊后空腹顿服。每日 1 次，连服 3 ～ 5 日。 **功效**：适用于绦虫病患儿服食。
山楂槟榔茶	**原料**：鲜山楂 500 克（干品 125 克），槟榔 100 克。 **制法**：取鲜山楂（干品）洗净去核，15 时至 22 时服完，晚餐禁食。次晨用槟榔水煎取浓汁 1 小杯，顿服后卧床休息。有便

意时尽量忍耐一段时间，再行大便，冬天应坐于温水盆上排便，即可一次排出完整的虫体。

功效：适用于绦虫病患儿服食。

葫芦茶

原料：葫芦茶（干品）30 克。

制法：上药加水煎汁，即可代茶饮用。每日 1 次，不拘时饮服。

功效：解毒杀虫。适用于滴虫病、钩虫病、蛔虫病。

乌药槟榔饮茶

原料：乌药 9 克，槟榔 1 个。

制法：将上二味加水碾磨为浆。以温开水冲饮。

功效：杀虫镇痛。适用于虫积腹痛、腹痛难忍、动则痛剧、可感腹内肿块上下滑动。

椒梅茶

原料：花椒 50 粒，乌梅 10 枚。

制法：将花椒捣碎，与乌梅同用沸水冲泡。代茶饮用。

功效：温中，安蛔，止痛。适用于蛔虫性腹痛、胆道蛔虫病。

薏苡根茶

原料：薏苡根 25 克。

制法：将薏苡根洗净，切片，放入砂锅中，加水 400 毫升，煎煮 15 分钟。取汁代茶饮用。

功效：清热，健脾，杀虫。适用于防治蛔虫病等。临床上用于驱蛔虫，服后即能排出蛔虫，缓解腹痛。煎汁代茶饮用，可除去肠道蛔虫，对身体无不良反应。

驱虫丸茶

原料：茶叶、雷丸、三棱各 9 克，砂糖 10 克，青盐 3 克。

制法：先将茶叶、雷丸、三棱研为末，和匀；再将青盐、白砂糖煎好后，调和上述三种药末为丸，即可。每日 1 次，每次取上丸 3 颗，于晚饭后白开水送服。

功效：消滞，散结，杀虫。适用于蛔虫病、绦虫病等。

驱钩虫茶

原料：马齿苋 2000 克，食醋 1000 毫升，面粉适量。

制法：将马齿苋研粉，过 60 目筛，加入食醋和适量面粉拌和，压制成茶块，每块 30 克。每日 1 块，临睡前开水冲泡代茶饮。

功效：解毒，杀虫。适用于钩虫病患者服食。

榧子茶

原料：榧子 30 克。

制法：将榧子炒香。每日 30 克，沸水冲泡代茶频饮，连用 5 ~ 7 日。

功效：杀虫，消积，润燥。适用于钩虫病、蛲虫病。

南瓜子茶

原料：南瓜子 60 克。

制法：将南瓜子捣碎加水煎汤，代茶饮用。每日 1 剂，不拘时饮服。

功效：驱虫。适用于绦虫病、蛔虫病。

白木耳茶

原料：白木耳 100 克，白糖 200 克，

制法：将白木耳用开水浸泡后加入白糖即成。每日 1 次，每次服用 20 克，其汁代茶饮用。

功效：杀虫。适用于蛲虫病。

马齿苋汁

原料：马齿苋 50 克。

制法：将马齿苋 50 克洗净切碎，绞汁，隔水蒸熟，空腹服。每日 1 次，连服 10 日。

功效：适用于蛲虫病患儿服食。

葱汁麻油饮

原料：葱白 7 根，麻油 30 毫升。

制法：将葱白砸烂后拧出水。先喝烧开的麻油（晾温点），再喝葱水。

功效：杀虫理气。适用于各种虫症。

香醋饮

原料：香醋 30 ~ 50 克，冷开水 30 ~ 50 毫升。

制法：把香醋对入等量冷开水，备用。根据患儿年龄大小，每次顿服香醋饮约 30 ~ 50 毫升，或再多一些，待疼痛明显减轻的当天或次日，按常规服用驱蛔药物或服食驱蛔药膳。

功效：适用于小儿胆道蛔虫病。

米醋饮	**原料**：米醋 200 毫升。 **制法**：取米醋 200 毫升，隔水炖热；亦可调入少量沸水兑温饮服。 **功效**：适用于蛔虫结团致腹痛患儿服食。
豆油饮	**原料**：豆油 200 毫升。 **制法**：取豆油 200 毫升，顿服。 **功效**：适用于蛔虫病腹痛、腹部可扪及团块患儿服食。
葱油饮	**原料**：鲜葱白 15～30 克，芝麻油 30 克。 **制法**：将鲜葱白 15～30 克捣烂，入芝麻油 30 克调匀，空腹顿服。每日 2 次，连服数日。 **功效**：适用于虫积病引起急性腹痛患儿服食。
大蒜饮	**原料**：大蒜 3～5 瓣，白糖。 **制法**：将大蒜去表皮，捣如泥，酌加白糖和沸水调匀。空腹顿服，每日 1 次，连服 7 日。亦可酌加牛奶煮沸服。 **功效**：适用于蛲虫病患儿。

六、营养不良

1. 营养不良的饮食调养　由于摄入的食物不够、喂养不当或患病儿童不能获得足够的能量和营养素，尤其是蛋白质，而引起消瘦、生长发育迟缓、体重与身高低于同龄小儿，称为营养不良。这种情况可发生在各年龄的小儿，但以婴幼儿为多见，特别是断乳期，妈妈乳汁已减少而婴儿又不习惯哺其他食物，进食量锐减，或只喂米、面等谷物，辅助食品添加不及时、不足够，蛋白质和能量摄入量过少，可致营养不良。患病儿童食欲不振，吃得少，再加发热、腹泻、呕吐等使能量消耗增加，更促使能量和营养互供不应求，也是引起营养不良的重要原因。

营养不良的儿童首先出现体重增长下降，低于同龄儿童平均值，其皮下脂肪减少，消瘦，精神萎靡，烦躁不安，活动减少，面色苍白，皮肤干燥，肌肉松弛；其抗病能力减弱，容易患伤风感冒等呼吸道感染及消化不良、腹泻等疾病，更使营养不良加重。往往营养不良和疾病形成恶性循环使病情加重，使儿童健康大受影响。慢性营养不良者能量和蛋白质长期供应不足，不仅引起低体重，还可影响身高的增长，使生长发育迟滞，身材矮小。当在短期内蛋白质摄入严重不足而能量供给尚可时，血浆蛋白降低严重，小儿外观并不消瘦，但出现眼睑水肿，严重时水肿可遍及四肢全身，患儿活动减少，周身乏力，表情淡漠，或好哭好吵，腹胀，肝肿大。

营养不良小儿常伴有其他营养素缺乏，如维生素 A、维生素 B 族和维生素 C 缺乏，引起夜盲、干眼病、免疫力下降、容易出血、口角发炎、厌食等。伴铁缺乏则出现贫血，伴锌缺乏则体格生长、智力发育更为迟缓，经常生病。

随着国民经济的发展，儿童严重营养不良不多见，但轻、中度营养不良并不少见，尤其是轻症者，症状不明显，值得引起家长和社会的重视。大力宣传营养对儿童健康的重要性以及合理喂养的知识及技能，同时推广生长发育监测，即定期给儿童测量体重、身高等生长发育指标，做全面体格检查，经常了解小儿生长发育情况。一旦发现体重、身高的增长不满意时就要找寻原因，并加以纠正，这样把营养不良消灭在萌芽状态，是预防营养不良最好的方法。

治疗营养不良患儿要遵循以下原则：

（1）根据患儿病情轻重程度及其消化代谢功能的情况给予营养补充，调整饮食，去除喂养不当因素。主要供给足够的能量和蛋白质，并顾及各类营养素的平衡。

（2）供应的食物量不能操之过急，要循序渐进，尤其是重度营养不良患儿，因其消化代谢功能都较低，食物突然增多或品种变换太快，都会引起消化功能紊乱，加重病情，要逐步增加摄入量和改换新食物，使其慢慢适应；最高能量和蛋白质供给量可略超过一般同龄儿需要量，以补充其往日供应不足，故要从少量简单食物开始，从流质或半流质开始，按其消化功能的适应和恢复情况渐渐增加食物品种。

（3）要补充足够的维生素，尤以维生素 A 和维生素 C 为重要。也要注意水和矿物质的补充，尤其对有发热和脱水的病儿，最好口服含有适量钾和低钠的溶液，但饮食中的盐分不宜过多。

（4）治疗同时存在的疾病，如腹泻、肺炎、肠寄生虫病等，除去引发营养不良的原发疾病，才能使营养不良不再发生。

（5）注意饮食卫生，避免肠道感染。

2. 营养不良防治食谱

蒸太阳肉

原料：肥瘦猪肉 50 克，鸡蛋 1 个，香油 4 克，酱油 6 克，精盐 1 克，味精少许，葱、姜末各少许，水淀粉 10 克，清水 15 克。

制法：

①将猪肉剁成泥，放入碗内，加入葱末、姜末、酱油、精盐、味精、香油、水淀粉及清水搅匀成馅。

②将小盘内抹一层香油，把肉馅摊入盘内，呈中间低四周高形状，把鸡蛋磕在盘内的肉馅上，上笼用旺火蒸 15 分钟即成。

功效：蒸太阳肉含丰富的蛋白质、脂肪、碳水化合物，以及钙、磷、铁、锌等矿物质和多种维生素。适宜营养不良儿童食用。

红烧牛肉

原料：牛肉 500 克，植物油 40 克，酱油 50 克，精盐 2 克，白糖 25 克，料酒 15 克，葱段 15 克，姜片 7.5 克。

制法：

①将牛肉去筋膜洗净，切成小块。

②将炒锅置火上，放入油，烧热，下入葱段、姜片，炒出香味，放入牛肉，炒至断生，加入料酒、盐、酱油、白糖翻炒均匀，加入清水（以漫过肉为度），用大火烧开后。转小火焖至牛肉酥烂，收浓卤汁即成。

绣球鱼丁

原料：新鲜青鱼或鲳鱼 250 克，鸡蛋 1 个，青椒、胡萝卜各 25 克，水发黑木耳 15 克，香油 3 克，精盐 3 克，味精 1 克，料酒 5 克，湿淀粉 20 克，葱、姜各 20 克，色拉油 300 克（实耗 25 克）。

绣球鱼丁

制法：

①将鱼收拾干净，片下两侧鱼肉，去皮，切成0.4厘米大小的丁，放入碗内，加入精盐少许、葱姜水、鸡蛋清半个、湿淀粉拌匀上浆。

②将鱼内外遗留下的鱼肉用刀刮净，剁成泥，加入鸡蛋清、精盐、葱姜水搅拌上劲，再加入湿淀粉少许拌匀。青椒、胡萝卜、黑木耳各取一半切成细末，另一半切成丁备用。

③将拌好的鱼泥挤成小丸子，放入各种菜末中滚动，使其表面粘一层辅料，上笼蒸8分钟备用。

④将炒锅置火上，放油烧至三四成熟，下入鱼丁滑熟，捞出沥油；锅内留余油少许，放入葱姜末炸出香味，下入各种菜丁，加水少许及精盐、料酒、味精，放入鱼丁烧开，用水淀粉勾芡，淋入香油，盛入盘内。

⑤锅内加少许清汤（或水）、精盐、葱姜末烧开，用水淀粉勾芡，淋入少许熟油，浇在"绣球"上，使其表面油润光亮，围在鱼丁周围即成。

功效： 鱼肉中所含的蛋白质为优质蛋白，对幼儿发育及健脑益智十分有益。

三色鱼丸

原料： 青鱼或草鱼肉100克，胡萝卜、青椒各10克，水发木耳5克，鸡蛋清20克，香油5克，花生油10克，精盐3克，料酒1克，淀粉20克，葱姜水30克，葱姜末10克，鲜汤150克。

制法：

①将鱼肉剁成茸，加入鸡蛋清、精盐、葱姜水、鲜汤、淀粉，朝一个方向搅打均匀，用手挤成小丸，放入八成沸的水锅内，氽熟捞出。

②将胡萝卜、青椒、水发木耳均切成小方丁。

③将炒锅置火上，放油烧热，下入葱、姜末炝锅，放入青椒丁、胡萝卜丁、木耳丁，加入鱼汤、精盐、料酒，烧至胡萝卜等料熟时，用水淀粉勾芡，下入鱼丸，淋入香油即成。

滑熘鸡片

原料：鸡脯肉 100 克，鸡蛋 1 个，水发冬菇 75 克，油菜 50 克，土豆 150 克，花生油 50 克，香油 5 克，精盐 5 克，味精 1 克，料酒 5 克，水淀粉 30 克，葱末、蒜末、清汤（或水）各适量。

制法：

①将鸡肉片成小薄片，用精盐、蛋清、水淀粉 15 克拌匀上浆，入五成热油锅内炸熟，捞出沥油。

②将土豆去皮，切成小菱形片，用七成热的油炸呈金黄色，捞出放入盘内。

③将冬菇片成小抹刀，油菜片成小片，分别用开水焯一下，捞出沥水。

④将炒锅置火上，放油烧热，下入葱末、蒜末炝锅，烹入料酒，下入鸡片、冬菇和油菜略炒，加入清汤和盐烧开，再加入味精，勾芡，淋入香油，盛在土豆片上面即成。

三色肉丁

原料：猪瘦肉 200 克，青椒 50 克，胡萝卜 50 克，鸡蛋半个，香油 5 克，精盐 3 克，味精 1 克，料酒 5 克，水淀粉 40 克，葱、姜末各少许，植物油 250 克（实耗 30 克）。

制法：

①将猪肉洗净，切成 0.6 厘米见方的丁，放入碗内，加入鸡蛋、精盐、水淀粉 30 克拌匀上浆，下入四成热的油内油散捞出。

②将青椒、胡萝卜分别择洗干净，切成 0.6 厘米见方的小丁，放入开水锅内焯熟捞出。

③把炒锅置火上，放油 10 克烧热，下入葱姜末略炸，放入肉丁、青椒丁、胡萝卜丁翻炒两下，加入精盐、料酒、味精和少许水，用水淀粉勾芡，淋入香油，盛入盘内即成。

腐乳烧肉

原料：猪后腿肉 300 克，植物油 10 克，红腐乳汤 40 克，白糖 30 克，酱油 10 克，料酒 6 克，葱、姜各少许。

制法：

① 将猪肉洗净，切成 1.5 厘米见方的小块。

②把砂锅置火上，放油烧热，下入葱姜炸出香味，倒入肉块煸炒至断生，加入料酒、腐乳汤、酱油、白糖翻炒均匀，加水（以漫过肉为度）烧开。转小火焖至肉烂，收浓卤汁，盛入盘内即成。

开洋涨蛋

原料： 鸡蛋2个，开洋（干虾米）10克，熟猪油25克，精盐1克，料酒2克，葱末2克，鸡清汤20克，水淀粉6克。

制法：

①将开洋洗净放入碗内，加入开水及料酒少许泡软，剁成细末。

②将鸡蛋磕入碗内，加入精盐、料酒、葱末、鸡清汤、水淀粉、开洋末3克搅匀。

③将炒锅置火上烧热，放入熟猪油20克，烧至六成热，倒入鸡蛋糊，用手勺不断搅动，揉开，在锅内摊成圆饼，至六成熟时，另取少许开洋末撒在蛋饼上，用铁勺轻轻按压，使其粘在蛋饼上，同时转动炒锅，使其受热均匀，不粘锅底，再用猪油5克沿锅边浇一下，翻锅，略煎，转锅，再翻一下，使开洋末翻在上面，盖上锅盖，转微火焖至涨开，盛入盘内即成。依此方制作数张圆饼。

西红柿炒鸡蛋

原料： 鸡蛋2个，西红柿150克，植物油30克，精盐2克，白糖15克。

制法：

①将番茄洗净，去皮、籽，切成1厘米见方的小丁；鸡蛋磕入碗内加少许盐搅打均匀。

②将炒锅置火上，放入油，烧热后倒入鸡蛋翻炒均匀，下入番茄丁煸炒，加入精盐、白糖炒匀，盛入盘内即成。

酸甜鱼排

原料： 黄鱼1条（约500克），鸡蛋2个，面包粉580克，面粉适量，番茄酱1克，白糖10克，白醋5克，料酒5克，精盐5克，植物油500克（实耗50克）。

制法：

①将黄鱼收拾干净，去掉皮骨，鱼肉斜片成大的薄片成鱼排，用精盐、料酒拌匀腌10分钟。

酸甜鱼排

②将鸡蛋磕入碗内打匀，把腌过的鱼排粘一层面粉，涂一层蛋液，两面均匀地粘上面包粉压实，放入六成热的油锅内，炸呈金黄色捞出沥油，用刀改成小块，码入盘内。

③将炒锅置火上，放油少许，加入番茄酱、白糖、白醋及少许水，炒至溶化，浇在鱼排上即成。

功效：西红柿鱼排含有丰富的优质蛋白质和钙、磷、铁等矿物质。用番茄酱作调料，增加了维生素C、胡萝卜素的供给量。

虾肉小笼

原料：面粉250克，面肥75克，清虾仁100克，夹心猪肉250克，肉皮冻100克，熟芝麻5克，香油30克，酱油12克，精盐8克，味精6克，姜末、碱面各适量。

制法：

①将猪肉皮洗净，焖至六成熟，捞出，趁热切成条状，再切成细粒，然后和姜末一起压碎，再用旺火熬成浓汁，冷却成冻，即成肉皮冻。

②将猪肉剁成泥，加入酱油、精盐、味精、姜末、芝麻以及肉皮冻搅拌均匀。然后把虾仁加入精盐、味精、香油调好，和肉馅一起拌匀。

③将面肥放入盆内，用温水125毫升溶开，加入面粉和成发酵面团，待酵面发起，加入碱液揉匀，稍饧，搓成长条，揪成30个小剂，擀成圆片，放上馅，用拇指和食指轻轻提起面皮，捏上13～14个褶。

④待逐个包好后，放进小笼，用旺火、沸水蒸5分钟左右即成。

凤尾烧卖

原料：富强粉250克，猪夹心肉200克，鸡蛋半个，水发黑木耳、青菜叶、火腿末各15克，熟花生油17克，精盐6克，味精3克，白糖3.5克，料酒3克，葱姜末6克。

制法：

①将鸡蛋打散，搅匀后入热锅内摊成蛋皮，再改刀切成细末。黑木耳、青菜叶分别切细末，拌入少许味精。可将蛋末、木耳末、

139

菜末混为素末等用。

②将猪夹心肉洗净，剁成肉末，加入精盐、味精、白糖、料酒、葱姜末拌匀，分4次加水共65毫升，顺时针方向搅拌，待搅上劲后即成肉馅。

③将面150克放入盆内，冲入45毫升沸水，拌和成雪花状；再加入15毫升清水拌和揉透，等面团光滑不粘手时，搓成条，揪成20只面剂。

④将面粉放在案板上，面剂放在面粉上，擀成直径6.5厘米左右、带有荷叶状边的皮子，摊在一只手掌上，打上馅心，五指收拢，另一只手将皮子边缘拉起，在2/3的高度处由外向内捏一下成青菜状，在开口处放上蛋末、黑木耳末、青菜末及火腿末，即成凤尾烧卖生坯。

⑤将烧卖生坯放在笼屉内，用旺火足气蒸12分钟即成。

功效：食疗可用于防治幼儿脚气病、多发性神经炎等维生素B₁缺乏症。

凤尾烧卖

原料：豆腐100克，鸡蛋15克，虾子6克，青蒜5克，鸡汤100克，香油2克，精盐2克，味精1克，料酒3克，面粉10克，花生油400克（实耗10克）。

制法：

①将豆腐洗净沥干，切成0.6厘米厚、3.3厘米见方的块，放入盘内，加入精盐拌匀，再加入面粉粘匀。

②将鸡蛋打匀后倒在豆腐上，每片豆腐均粘匀鸡蛋液，逐片下入八成热的油内，炸呈金黄色，捞出沥油。

③将锅内油倒出，放入鸡汤、虾子、精盐、料酒、煮开后把豆腐放入，用文火煮7分钟，至汤汁减少，加入味精、香油，撒上青蒜段盛盘即成。

锅塌豆腐

原料：面粉200克，牛奶100克，白糖120克，鸡蛋1个，奶油24克，葡萄干30克，苹果脯、青梅各20克，泡打粉、白醋各10克。

鲜奶菊花盏

鲜奶菊花盏

制法：

①将面粉放入盆内，加入白糖、牛奶、蛋清、奶油、白醋混合搅匀，再加入泡打粉搅匀成为面糊。

②将葡萄干洗净，苹果脯、青梅切成小粒备用。

③取 24 只菊花盏，每个盏内刷上一层油，放入 20 克面糊，面糊面上撒上果料，逐个做完后，放入笼内用猛火蒸 15 分钟即成。

水煮荷包蛋

原料： 新鲜鸡蛋 1 个，醋少许。

制法：

①将小锅内加入 250 毫升水，倒入醋，将水烧开。把鸡蛋磕入一个杯子内。

②待水开后，使开水保持微开而不太翻滚时，将鸡蛋徐徐倒入水内，煮至蛋清凝固、蛋黄呈溏黄时，捞入小盘内，稍晾即可喂食。

蒸肉末豆腐

原料： 豆腐 20 克，鸡脯肉 15 克，葱头 10 克，鸡蛋 8 克，香油 1 克，酱油 4 克，淀粉 5 克。

制法：

①将豆腐洗净，放入锅内煮一下，沥去水分，研成泥摊入抹过香油的小盘内。

②将鸡肉剁成细泥，放入碗内，加入切碎的葱头、鸡蛋、酱油及淀粉，调至均匀有黏性，摊在豆腐上面，用中火蒸 12 分钟即成。

功效： 蒸肉末豆腐含有丰富的植物蛋白质，与动物蛋白质相互补充，对婴儿生长发育能起到很好的作用。葱头能健胃杀菌，提高婴儿对疾病的抵抗能力。

芙蓉蛋

原料： 鸡蛋 1 个，牛奶 1 杯，白糖 10 克。

制法：

①将鸡蛋的蛋白与蛋黄分开，把蛋白调至起泡待用。

②在锅内加入牛奶、蛋黄和白糖，混合均匀用微火煮一会儿，再用勺子一勺一勺把调好的蛋白放入牛奶蛋黄锅内稍煮即成。

什锦肉菜末

原料：猪肉 15 克，西红柿、胡萝卜、葱头、柿子椒各 7.5 克，精盐、肉汤各适量。

制法：

①将猪肉、西红柿、胡萝卜、葱头、柿子椒分别切成碎末。

②将猪肉末、胡萝卜末、柿子椒末、葱头末一起放入锅内，加肉汤煮软，再加入西红柿末略煮，加入少许精盐，使其具淡淡的咸味。

鲜虾肉泥

原料：鲜虾肉（河虾、海虾均可）50 克，香油 1 克，精盐适量。

制法：

①将鲜虾肉洗净，放入碗内，加水少许，上笼蒸熟。

②加入适量精盐、香油，搅匀即成。

花椒嫩鸡

原料：鸡 1 只（约 3000 克），酱油 5 克，味精 2 克，花椒 0.4 克，香油，生姜各 5 克，精盐 5 克，醋、葱各 10 克。

制法：

①将葱、姜洗净切丝；鸡去毛及内脏，洗净，入沸水中煮半熟取出，剁成小长方形块，皮朝下逐块整齐放在碗里；鸡头劈成两半，与碎鸡块同放在碗内鸡块上面。

②锅内放香油，旺火炸焦花椒，连油一起倒入鸡块碗内；酱油、醋、盐、味精等调匀，也倒入碗内；葱、姜丝撒在上面，上屉旺火蒸半小时，待鸡熟透取出，倒扣入大盘内即可上席。佐膳服食。

功效：温中，益气，补精。适用于营养不良、冠心病、高血压病、脑血管病、消化不良及手术恢复期等病症。

红糖烩鳝鱼丝

原料：鳝鱼 500 克，红糖 100 克，醋、菜油适量。

制法：

①将鳝鱼去骨及内脏、头、尾洗净，切成肉丝，备用。

②将铁锅烧热，注入菜油烧开；将鳝鱼丝倒入翻炒；将醋、红糖加入，炒和，加水煮熟，再加豆粉汁适量，翻炒即成。佐餐食用。

功效：补气血，消水肿。适用于营养不良性水肿。

宜忌：尽量不用酱油和盐。

余丸子汤

原料：猪肉（肥三瘦七）100克，水发木耳10克，油菜心3颗，鸡蛋1个，精盐2.5克，味精1克，料酒5克，香油2克，葱3克，姜2克，鸡清汤500克。

制法：

①将猪肉剁成肉泥；鸡蛋磕入碗内；葱姜切成末；水发木耳、油菜心均洗净，切成细丝备用。

②将肉泥放入碗内，加入蛋液、精盐、味精、香油、料酒、葱末、姜末和少许水搅打上劲。

③将炒锅置火上，放入鸡清汤烧沸，把肉馅用手挤成小肉丸，逐个放入汤内，丸子余熟后，撇去浮沫，加入木耳丝、油菜心丝、精盐、料酒，烧沸盛入碗内即成。

鸡丝虾仁面汤

原料：面粉100克，熟鸡肉丝35克，虾仁25克，鸡蛋2个，菠菜50克，香油、精盐、味精、高汤各适量。

制法：

①将鸡蛋磕开，分别将蛋清、蛋黄放在两个碗内，每碗内加面粉50克，和成硬面团略饧。然后将两块面团分别揉匀，擀成薄片，撒上铺面叠起，切成细面条，分别放入两个碗内。

②将菠菜择洗干净切段，用开水焯过。虾仁也用开水焯一下。

③将汤锅置火上，放入高汤，加入精盐、味精，待汤开后，下入鸡肉丝、虾仁、菠菜。汤再开时，把分别煮熟的两种面条，盛碗时分别放在碗的两边。

④锅内加入香油，起锅盛入碗内即成。

芪圆羊肉汤

原料：生黄芪、桂圆肉各20克，山药15克，新鲜羊肉100克，调味品各适量。

制法：

①将羊肉切薄片，放沸水内稍烫即捞出，再放冷水中浸泡备用。

②砂锅加水烧沸，加入黄芪、桂圆、山药及羊肉片，文火炖煮90分钟，加入调味品佐主食进餐。

功效：补虚健脾，滋阴敛汗。

鸡汤小水饺

原料：小饺子皮5个，鸡肉末15克，切碎的洋白菜15克，焯好的芹菜末5克，炒熟搅碎的鸡蛋10克，鸡汤、酱油各适量。

制法：

①将鸡肉末放入碗内，加入少许酱油拌匀，再加入洋白菜末、鸡蛋末拌匀制成馅，包成饺子。

②将锅置火上，放入鸡汤，下入小饺子煮熟后，撒入芹菜末，加入少许酱油，使其具有淡淡的咸味即成。

高汤水饺

原料：面粉250克，猪肉175克，大白菜200克，紫菜5克，鸡汤500克，香油10克，酱油30克，精盐5克，味精1克，葱末10克，姜末5克。

制法：

①将白菜洗净，剁碎，挤去水分；猪肉剁成泥，加入酱油、精盐、味精、葱末、姜末及适量水搅拌均匀，再加入香油、白菜末拌匀成馅。

②将面粉加水和成面团，饧15分钟，揉匀，搓成细条，揪成小剂，擀成薄皮，包入馅心，制成水饺生坯。

③将饺子放入开水锅内，煮至八成熟捞出，再放入煮沸的鸡汤中，约煮2分钟，加入精盐、味精、紫菜，盛入碗内即成。

山药米糕

原料：生山药500克，大米粉250克，红绿丝30克，蜂蜜50克，白糖100克，芡粉30克，熟猪油适量。

制法：

①把蜂蜜、白糖、猪油、芡粉一并加热，熬成糖蜜汁备用。

②把生山药洗净，放入锅内蒸熟，然后剥去外皮，研烂。

③把山药与米粉和匀，揉成面团，然后压入木模内，做成小饼，上面放些红绿丝或其他果脯，上蒸锅蒸20~30分钟。

④取出山药米糕，趁热浇上一层糖蜜汁即可。

功效：适宜体质虚弱、营养不良或慢性肾炎的患儿食用。

宜忌：感冒发热期间忌食。

肉豆腐糕

原料：肥瘦猪肉 50 克，豆腐 25 克，香油 3 克，酱油 15 克，精盐 1 克，味精 1 克，水淀粉 10 克，葱、姜末各少许。

制法：

①将猪肉剁成泥，放入碗内，用酱油、姜末搅匀放置片刻。

②将豆腐搓碎，加入肉馅、葱末、酱油、精盐、味精、水淀粉、香油及少许水搅拌成馅。

③将豆腐肉泥馅摊入小盘内，上屉蒸 15 分钟即成。

月亮小蛋糕

原料：面粉 175 克，鸡蛋 250 克，白糖 250 克，香菜叶 25 克，青梅末 25 克，京糕 25 克，熟猪油少许。

制法：

①将鸡蛋磕开，把蛋清、蛋黄分别盛入两个碗内，先把白糖倒入蛋黄碗内搅匀，再把蛋清抽打成蛋泡沫倒入蛋黄碗内搅匀，最后加入面粉，搅成蛋糊。

②将小盘放在屉内，稍刷一层猪油，把调好的蛋糊倒入小盘（倒入半盘），然后将香菜叶、青梅末在蛋糊上码成花卉状，再把京糕用铁梅花模压成花片，镶在花卉形状上即可。

③蒸锅上气时，随即蒸制，蒸 20 分钟取出晾凉用小刀沿小盘底边转一周即可取下。

肉松饭

原料：软米饭 75 克，鸡肉 20 克，胡萝卜 1 片，酱油、白糖、料酒各少许。

制法：

①将鸡肉剁成细末，放入锅内，加入酱油、白糖、料酒，边煮边用筷子搅拌，使其均匀混合，煮好后放在米饭上面一起焖。

②饭熟后盛入小碗内，切一片花形胡萝卜放在米饭上面作为装饰。

西红柿饭卷

原料:软米饭 75 克,胡萝卜、西红柿、葱头各 15 克,鸡蛋 1 个。色拉油、精盐各少许。

制法:

①将鸡蛋磕入碗内,搅打均匀,用炒锅摊成一大张蛋皮;胡萝卜、西红柿、葱头分别切成碎末。

②将砂锅置火上,放入色拉油,下入葱头、胡萝卜末炒软,再加入米饭和西红柿、精盐,拌炒均匀。

③将混合后的米饭平摊在蛋皮上,卷成卷,再切成段即成。

功效:适于婴儿食用,能补充多种营养素,促进生长发育。

营养蛋饼

原料:鸡蛋半个,净鱼肉 20 克,净葱头 10 克,黄油 5 克,番茄沙司 10 克。

制法:

①将葱头切成碎末;鱼肉煮熟,放入碗内研碎。

②将鸡蛋放入碗内,加入鱼泥、葱头末拌匀成馅。

③把黄油放入平底锅内熔化,将馅团成小圆饼,放入油锅内煎炸,煎好后把番茄沙司浇在上面即成。

鱼肉糊

原料:净鱼肉 50 克,鱼汤、精盐、淀粉各少许。

制法:

①将鱼肉切成 2 厘米大小的块,放入开水锅内,加入精盐煮熟。

②将皮去净的鱼肉放入碗内研碎,再放入锅内加鱼汤煮。

③把淀粉用水调匀后倒入锅内,煮至糊状即成。制作中,一定要把鱼刺剔净,特别是细小鱼刺;鱼肉要煮熟、研碎,但要注意不要煮老。

功效:婴儿食用能补充蛋白质,有助于婴儿生长发育。

牛奶粥

原料:牛奶 100 克,大米 50 克,水 400 毫升。

制法:

①将大米淘洗干净,用水泡 1 ~ 2 小时。

②将锅置火上,放水烧开,下入大米用微火煮 30 分钟,加入

牛奶再煮片刻即成。加牛奶以后，不要煮得时间太长。

功效：牛奶是良好的钙源，此外还含有磷、铁等矿物质。食用牛奶基本上能满足婴儿对各种营养素的需要。

胡萝卜粥

原料：新鲜胡萝卜、粳米各适量。

制法：将胡萝卜洗净切碎，与粳米同入锅内，加清水适量，煮至米开粥稠即可。早、晚餐温热食。本粥味甜易变质，需现煮现吃，不宜多煮久放。

功效：健脾和胃，下气化滞，明目，降压利尿。适用于高血压以及消化不良、久痢、夜盲症、小儿软骨病、营养不良等。

牛奶玉米粉粥

原料：牛奶250克，玉米粉50克，鲜奶油10克，黄油5克，精盐2克，肉豆蔻少许。

制法：

①将牛奶倒入锅内，加入精盐和碎肉豆蔻，用文火煮开，撒入玉米粉，用文火再煮3～5分钟，并用勺不停地搅拌，直至变稠。

②将粥倒入碗内，加入黄油和鲜奶油，搅匀，晾凉后喂食。

鸡泥粥

原料：大米50克，鸡肉剁成肉泥（鸡泥）30克，植物油10克，酱油6克，精盐2克，葱姜末少许，清水500毫升。

制法：

①将大米淘洗干净，放入锅内，加入清水用旺火煮开。转文火熬至黏稠。

②将锅置火上，放入油，下入鸡泥炒散，加入葱姜末、酱油搅匀，倒入米粥锅内，加入精盐尝好口味，用文火煮几分钟即成。

鱼茸粥

原料：优质大米50克，小黄花鱼2条，精盐、味精、料酒、葱末、姜各适量。

制法：

①将小黄花鱼去鳞、内脏、头，洗净，放入开水中烫一下捞出，剔除刺和骨。

②将大米淘洗干净，倒入烫鱼的水中，用大火烧开后转小火

熬煮，待大米熬至米汤见浓稠时，加入鱼肉、葱末、姜末，再加
入料酒、精盐轻轻搅匀，再加盖焖煮，直至焖成糜粥时，加入味精，
轻轻搅匀，即可食用。

大米肉菜粥

原料：大米饭 50 克，猪肉末 25 克，白菜末 25 克，香油、酱油、
精盐各适量。

制法：

①将大米饭、猪肉末及清水 200 毫升放入锅内，置旺火上烧沸，
转文火煮至将熟时，加入白菜末，再煮 10 分钟左右。

②将粥熬至黏稠时，加入酱油、精盐、香油调匀，盛入碗内，
稍凉即可食用。

功效：幼儿食用此粥，能补充蛋白质、碳水化合物及多种营
养素，有利于幼儿生长发育。

菱粉粥

原料：菱粉 30 ~ 60 克，粳米 100 克，红糖少许。

制法：先将粳米煮粥，至半熟时，调入菱粉、红糖同煮为粥。
供早、晚或当点心服食。

功效：健脾胃，补气血。适用于营养不良、慢性泄泻患者服食。

乌鸡肝羹

原料：乌鸡肝 1 具，鲜枸杞叶 150 克，素油 15 毫升，味精、
细盐适量。

制法：

①将乌鸡肝去掉筋膜，洗净，切成碎末；把鲜枸杞叶洗净，
切碎备用。

②食油放入锅中，烧热，加枸杞叶，先用油爆一下，再加入
适量温水煮沸，待沸片刻，放入鸡肝碎末、味精和细盐，同煮 2 ~ 3
分钟即可。饮汤，食肝及叶。每日 2 ~ 3 次，连服 10 日左右。

功效：养肝明目。适用于两眼昏暗涩痛、夜盲症、贫血症及
营养不良性弱视等。

七、小儿肥胖

1. 小儿肥胖的饮食防治　有人认为，儿童越胖越健康，其实不然。肥胖可分为两类：单纯性肥胖和继发性肥胖，儿童肥胖的判定标准是体重超过同龄儿标准体重 20%。单纯性肥胖又称营养性肥胖，可以通过饮食调整加以控制；继发性肥胖多由遗传因素或神经、内分泌系统疾病而引起。

儿童单纯性肥胖的原因在于喂养不当，食欲大，食量大，喜食油腻和甜食，热量的摄入多于消耗，缺少适当的运动。

单纯性肥胖的预防比治疗较易奏效，在日常膳食中应注意以下几个方面：

（1）增加食物种类，少吃高营养、高热量的食物，如肥肉、甜食、巧克力、油煎食物。

（2）减少主食摄入量，增加蔬菜和纤维素食品，以增加饱腹感并减少热量摄入。

（3）增加高蛋白质食物，如瘦肉、鱼类、豆制品、粗粮等。

（4）限制食盐摄入量，饮食以清淡为宜，以免过分刺激食欲并过多吸收水分。

虽然单纯性肥胖绝大多数是良性的，但并非正常现象，可影响其他脏器，增加心肺工作量并带来某些并发症，如高血压、糖尿病、脂肪肝、冠心病等，导致行动不便，甚至可因呼吸衰竭而致死。为此，对儿童肥胖症切莫掉以轻心。

2. 小儿肥胖防治食谱

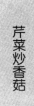
芹菜炒香菇

原料：芹菜 400 克，水发香菇 150 克，精盐 6 克，醋、味精、淀粉适量，植物油 50 克。

制法：

①芹菜摘去叶、根，洗净剖开切成约 2 厘米的长节，用盐拌匀约 10 分钟后，再用清水漂洗后沥干待用。香菇切片，与醋、味精、淀粉混合装在碗里，加入水约 50 毫升，对成芡汁待用。

②锅置旺火上烧热后，入油50克，待油冒青烟时，即可下入芹菜，煸炒2～3分钟后，投入香菇迅速炒匀，淋入芡汁速炒即可食用。

功效：平肝清热，降压调脂。适用于肥胖症。

芦笋扒冬瓜

原料：芦笋250克，冬瓜300克，精盐、味精、湿淀粉各少许，鲜汤、豆油各适量。

制法：

①取罐头芦笋码在盘子里。冬瓜削皮洗净切成6厘米长的条，放沸水锅中焯透，捞出放在凉水盆里浸泡后，捞出沥掉汤水。

②炒锅放油烧热，下精盐炸一下，加入鲜汤、味精、芦笋、冬瓜条，武火烧沸后改为文火煨烧。

③再改武火，用湿淀粉勾芡，出锅装盘即成。

功效：清热利水，滋补健身，减肥轻身。

清蒸凤尾菇

原料：鲜凤尾菇500克，精盐、麻油少许，鲜汤适量。

制法：

①将凤尾菇洗净，用手沿菌褶撕开，使菌褶向上，平放在汤盘内。

②加入麻油、精盐、鲜汤，置笼内清蒸，蒸至熟透入味取出即成。

功效：补中益气，降压降脂，减肥轻身。

赤豆炖鹌鹑

原料：鹌鹑10只，赤小豆50克，生姜10克，清汤1500毫升，精盐5克，味精、胡椒粉各3克，料酒30克，葱10克。

制法：

①先将赤小豆用清水洗净。生姜洗净切成厚片。葱洗净切成长段。

②鹌鹑杀后去净毛，开膛去内脏，去爪。入沸水锅内焯去血水，对砍成两块，再用清水洗净。

③锅置火上，放入赤小豆、葱段、姜片、胡椒粉、精盐，加肉汤，

用武火烧开后，文火慢炖90分钟，再放入鹌鹑继续炖，直至鹌鹑肉烂，用味精调味，拣出姜、葱不用，装盘即可。

功效：利水除湿，益气减肥。适用于肥胖症。

南瓜肉丁

原料：瘦猪肉150克，山楂糕75克，南瓜150克，酱油15克，精盐3克，味精2克，料酒5克，葱末5克，姜末4克，植物油750克（耗50克），高汤100毫升，水淀粉10克，香油5克。

制法：

①瘦肉先切成1厘米厚的片，再在片上打花刀，然后切成1厘米见方的肉丁，用蛋清糊浆好。

②南瓜、山楂糕均切成1厘米见方的丁，备用。

③炒锅上火，注入植物油，烧至五成热时，肉丁下锅滑至无血筋，再下南瓜丁、山楂糕丁，滑半分钟后立即出锅控油。

④锅内油倒出上火，放底油20克烧热，倒入肉丁、南瓜丁、山楂糕丁，随后倒入用高汤、酱油、盐、味精、葱末、姜末、料酒和水淀粉调成的汁翻炒，直至汁芡抱上丁为止，出锅盛盘即好。

功效：南瓜肉丁有增白、润肤、健美、养身减肥的作用。

红焖萝卜海带

原料：海带、萝卜适量，丁香、大茴香、桂皮、花椒、核桃仁、素油、酱油各适量。

制法：

①将海带用水泡24小时（中间换2次水），然后洗净切丝，萝卜亦切成粗丝。

②将素油烧热，加海带丝炒几下，放入丁香、大茴香、桂皮、花椒、核桃仁、酱油及清水烧开，改中火烧至海带将烂，再放入萝卜丝焖熟即可。

功效：常食红焖萝卜海带可利水、消气、减肥。

怪味海带

原料：干海带、赤小豆、萝卜、山楂、甜叶菊甙粉各适量。

制法：

①将海带浸泡至软，洗净切丝。

②将赤小豆、萝卜、山楂及甜叶菊甙粉加水烧煮30分钟，捞去豆、萝卜、山楂不要，放入海带焖至汁尽，海带酥烂，起锅晾干食用。

功效：常食怪味海带可利水、消肿、减肥。

赤豆鲤鱼

原料：鲤鱼1尾（1000克以上），赤小豆100克，陈皮、花椒、草果各7.5克。

制法：

①先将鱼去鳞、鳃，抠除内脏，洗净。

②将赤小豆、陈皮、花椒、草果洗净，塞入鱼腹。

③将鱼放入砂锅中，另加葱、姜、胡椒、食盐，灌入鸡汤，上笼蒸1.5小时左右，鱼熟后即可出笼，再撒上葱花即成。

功效：常食赤豆鲤鱼可行气健胃、醒脾化湿、利水消肿、减肥。

鲜拌莴苣

原料：莴苣250克，食盐少许，料酒、味精各适量。

制法：

①将莴苣去皮洗净，切成细丝。

②再加食盐少许，搅拌均匀，把调料放入，拌匀即可食用。

功效：具有健脾利尿、健美减肥之功效。

枸杞翡翠豆腐

原料：油菜心500克，水豆腐300克，枸杞子10克，花生油10克，精盐5克，姜末6克，葱末5克，味精2克，香油10克，高汤300毫升。

制法：

①油菜心去根，用刀在根顶部切十字刀口，洗净。

②水豆腐切成6厘米见方的块。

③炒锅上火，注入1000毫升清水，放盐2克，水开后将豆腐块倒入锅内焯2分钟捞出。

④锅内放花生油，放入油菜心焯一下(不要焯老)捞出，叶朝外、根部朝里呈圆形码放在盘中。

⑤锅净上火，注入高汤，放入姜末6克、精盐3克、味精2克，

将豆腐入锅入味 3 分钟，捞出控汤，放在码好菜心的盘中，码成蘑菇形。

⑥锅内放葱末 5 克，放入枸杞子，勾水淀粉适量，汁成米汤芡，淋上香油 10 克，锅离火，用勺将勾芡淋在豆腐和每根油菜心上，即可食用。

陈皮兔丁

原料：兔肉 200 克，陈皮 5 克，植物油、酱油、食盐、米醋、料酒、葱、姜、干辣椒、白糖、味精各适量。

制法：

①将兔肉切丁，加盐、植物油、料酒、葱、姜等拌匀。

②将干辣椒切丝，陈皮温水浸泡后切小块。

③炒锅上旺火，下植物油烧至七成热时放入辣椒丝炸呈焦黄色，投入兔丁爆炒至乳白色。

④加入陈皮、葱、姜，续炒至兔丁熟透，烹入米醋、酱油，酌加白糖、味精推匀，将汤汁收干即成。

功效：益气，止渴，美容，减肥，补脾益胃，清热补血。肥胖者和体瘦者皆宜取食。

红枣炖兔肉

原料：兔肉 500 克，红枣 100 克，红糖适量。

制法：

①将兔肉洗净、切块，红枣用温水浸泡，洗净。

②兔肉、红枣、红糖共入锅中，加水炖熟即成。可分 3 次服食。

功效：强身祛病，补气养血，养颜，减肥。

茼蒿炒萝卜

原料：萝卜 200 克，茼蒿 100 克，鸡汤少许、食盐、味精、香油、米醋各适量。

制法：

①将萝卜洗净切丝，茼蒿洗净切段。

②萝卜、茼蒿按常法加鸡汤煮熟，再入盐、味精、米醋、香油调味即成。

功效：祛痰，宽中减肥。

多味豆浆奶酪

原料：豆浆150毫升，鸡蛋白2个，柠檬1个，蜂蜜、姜汁各适量。

制法：

①将豆浆煮沸3分钟。

②蛋白放进豆浆中，文火慢煮，用汤匙慢慢搅匀至熟。

③豆浆离火，将柠檬绞汁滴入豆浆，酌加蜂蜜、姜汁，搅匀后静置片刻即成。

功效：润肤养颜，减肥。

清蒸冬菇茄子

原料：茄子500克，冬菇25克，料酒、精盐、味精、香油各适量。

制法：

①将茄子去蒂、洗净，切成滚刀块。

②冬菇洗净，放入碗底，上面放入茄子块，加入精盐、味精、料酒及清水少许，放入蒸锅蒸20分钟，淋上香油即可。每日1次，分2天当菜食用。

功效：清热解毒，活血消肿。适用于肥胖症。

香菜腐竹

原料：腐竹100克，香菜25克，酱油、味精、醋、姜末、麻油、辣椒油各适量。

制法：

①将干腐竹放在盆中，倒入开水加盖焖至腐竹回软无硬心取出，斜切成丝。

②再入沸水中氽一下捞出，用凉开水过清，沥干水分放入盘中。

③香菜切成段，堆放在腐竹丝上。

④取碗一个，加入酱油、醋、味精、姜末、麻油、辣椒油，调拌均匀，浇在腐竹上即可食用。

功效：补脾健胃，清肺润燥，驱风解毒。对脾胃虚弱的肥胖患者有很好的保健作用。

香椿拌豆腐

原料：豆腐500克，嫩香椿50克，精盐、味精、麻油各适量。

制法：

①将豆腐切成大块放锅中，加清水煮沸后捞出，沥干水晾凉，

切成黄豆大小的丁，装盘。

②将香椿洗净，放沸水中焯一下捞出，切成细末，放入碗内，加精盐、味精、麻油，拌匀后浇在豆腐丁上，用筷子拌匀即可。

功效：适用于烦热口渴，脘腹胀满、肥胖等症。

凉拌胡萝卜丝

原料：胡萝卜500克，香菜50克，味精、嫩姜、酱油、精盐、麻油各适量。

制法：

①将胡萝卜洗净去皮切细丝，嫩姜去皮切丝，香菜洗净切段。

②将胡萝卜丝放在温开水中泡软，取出挤干水分，同姜丝拌匀装盘，上面放香菜段。

③取小碗一只放酱油、白糖、精盐、味精、麻油调成汁，浇在胡萝卜丝上即成。

功效：健脾补虚，行气消食。适用于体质虚弱、气滞不畅、肥胖等症。

素炒三丝

原料：扁豆500克，鲜平菇400克，水发木耳50克，豆油、葱丝、姜丝、鲜汤、醋、精盐、味精各适量。

制法：

①扁豆用沸水烫熟后切丝，水发木耳洗净切丝，平菇洗净后，在沸水锅中焯透捞出，沥干水分切丝。

②炒锅置旺火上，放入豆油，烧热后加葱丝、扁豆丝、木耳丝、平菇丝，并加鲜汤、精盐、醋、味精，翻炒数下出锅即成。

功效：健脾利水，益气强身。适用于肥胖症。

竹笋枸杞头

原料：枸杞头500克，熟竹笋50克，精盐、料酒、味精、姜末、豆油各适量。

制法：

①枸杞头去杂，选嫩头用水洗净沥水；熟笋切细丝待用。

②炒锅烧热加豆油，烧至八成热，投入枸杞头、笋丝一起煸炒。

③加精盐、料酒、白糖煸炒至枸杞头入味，加味精后，起锅装盘即成。

功效：清热化痰，清肝明目，和中润肠。适用于肥胖症。

香椿竹笋

原料：鲜净竹笋200克，嫩香椿头500克，精盐、味精、鲜汤、湿淀粉、豆油、麻油各适量。

制法：

①鲜净竹笋切成滚刀块；香椿头洗净切成细末，并用精盐略腌一下，去掉水分，待用。

②炒锅烧热放入油，先放入竹笋块略加煸炒，再放香椿头末、精盐、鲜汤，用旺火收汁，加味精调味，用湿淀粉勾芡，淋上麻油即可起锅装盘。

功效：清热解毒，利湿化痰。适用于肥胖症。

荷叶肉

原料：猪肉500克，荷叶8张，米粉100克，甜酱30克，生姜末10克，蒜末18克，酱油20克，料酒20克，糖20克，鲜汤85克。

制法：

①将猪肉洗净，切成小方块，将荷叶洗净，切成小块，备用。

②将酱油、料酒、姜末、蒜末、甜酱、糖调匀，与肉块拌匀。

③放置半小时后，加入米粉、鲜汤拌匀，用荷叶将肉片包起来，放入盆中，入蒸笼在旺火上蒸1～2小时，熟后适当调味即可。

功效：消暑化热，宽中解郁。适用于肥胖症患者。

海带烧木耳

原料：新鲜海带250克，黑木耳20克，芹菜100克，食醋12克，精盐、味精各少许，糖8克，葱段、姜丝各5克，料酒20克，麻油25克。

制法：

①海带洗净，切成1厘米宽的条，用沸水过一下，黑木耳用水发过洗净。

②炒锅放旺火上，放入香油，待七成热时，爆葱段、姜丝，倒入海带、木耳，加糖、食醋、盐、料酒及适量素汤烧半小时。

③然后倒入芹菜，加味精少许，装盘。

功效：消肿散结，降压减肥。

凉拌菇笋丝

原料：金针菇、竹笋各若干，盐、味精、麻油各适量。

制法：

①金针菇、竹笋切成丝，入开水中煮熟后捞出，沥干水分。

②加入盐、味精，淋上麻油即可。

功效：金针菇对单纯性肥胖有较好的减肥效果，国外有人称它为"减肥菇"。

凉拌海蜇

原料：咸海蜇300克，黄瓜3条，芝麻少许，调味汁适量（酱油3大匙，盐少许，醋或柠檬汁1匙，香油适量，砂糖少许，混匀）。

制法：

①咸海蜇用水洗涤数次，去除咸味，切成丝，然后滚开水烫熟，捞起倒入部分调味汁。

②黄瓜洗净，切成丝，芝麻稍炒后捣碎。将切成丝的黄瓜摆在盘子的周围，中央放海蜇，撒入炒芝麻、砂糖及剩余的调味汁即可。

功效：适用于肥胖症。

鲜菇炒豆苗

原料：鲜香菇100克，碗豆苗300克，生姜片少许，植物油20克，香油5克，盐、砂糖各适量。

制法：

①豆苗洗净，摘去老叶，放在竹篓中沥干水待用。

②将生香菇洗净，切去根部，切成小块待用。

③将植物油烧透，放入姜片，先炒香菇，再放入豆苗以旺火炒，少时，加香油、盐、砂糖等调味品，调味后趁豆苗青而未过熟时起锅盛入盘中。

功效：适用于各种肥胖症。

虾米白菜

原料：白菜200克，干虾米10克，植物油10克，酱油10克，精盐3克，味精少许。

虾米白菜

制法：

①先将干虾米用温水浸泡发好，再将白菜洗净，切成3厘米的段。

②将油锅烧至七成热，放入白菜段炒至半熟，再放入发好的虾米、精盐、味精，加些清水，盖上锅盖烧透即成。

功效：补肾，利肠胃。特别适合肥胖儿童食用。

黄瓜拌肉丝

原料：鲜嫩黄瓜750克，熟猪肉丝100克，当归3克，白糖5克，醋30克，精盐2克，生姜10克，精制油50克。

制法：

①黄瓜洗净，削去两头，切成3厘米长的段，先用滚刀法片成大片，再切成粗丝；生姜洗净切成细丝；当归洗净切成片，用开水煮熟，捞出晾凉，切成丝。

②把熟猪肉丝、黄瓜丝放入盘中，加入白糖、醋、姜丝、精盐拌匀。

③锅置火上加精制油，烧至八成熟时将锅离火口，下入当归片，待出香味时拣出当归不用，将油倒在黄瓜丝、猪肉丝上拌匀即成。

功效：有滋阴润燥、清热利湿之功效。肥胖儿童食之，不仅可减肥，亦可使皮肤红润。

海带菜

原料：海带100克，红小豆、萝卜块、山楂各30克，甜叶菊甙粉20克。

制法：

①先将海带用水泡一昼夜（中间换两次水），洗净，切丝。

②再将红小豆、萝卜块、山楂、甜叶菊甙粉加水烧开。

③煮半小时后，捞出红小豆、萝卜块、山楂，弃去不用，放入海带丝焖至汁尽、海带酥烂，即可。

功效：减肥。

炖独蒜鸭

原料：鸭子1只（约1250克），独头蒜60克，调料各适量。

独蒜炖鸭

制法：

①将鸭子洗净，入沸水以去血水，将生姜、葱、独头蒜放入鸭腹内。

②在砂锅内放入 2500 毫升清水，置火上，放入鸭、生姜、葱、黄酒、胡椒粉，大火烧开后，改用小火慢炖至烂，放入味精调匀，即成。

功效：行气消积，利水消肿。可减肥。

清炒竹笋

原料：竹笋 250 克，葱、姜、盐、酱油、味精、植物油各适量。

制法：

①竹笋剥去皮，除去老的部分，切成薄片或条，备用。

②烧热锅，放植物油，烧至油九成熟时，放葱入锅煸香，然后将竹笋、姜、盐放入锅，翻炒至笋熟时加味精，再翻炒几下，起锅装盘。

功效：清热解毒，清热化痰。适用于小儿痰惊咽痛，发热头痛。竹笋为减肥食物。

红焖萝卜海带

原料：海带、萝卜适量，丁香、大茴香、桂皮、花椒、核桃仁、素油、酱油各适量。

制法：

①将海带泡一天一夜（中间换两次水），然后洗净切成丝，萝卜也切成粗丝。

②将素油烧热，加海带丝炒几下，放入丁香、大茴香、桂皮、花椒、核桃仁、酱油及清水烧开，改中大火烧至海带将烂。

②再放入萝卜丝焖熟即可食用。

功效：本品可利水、消气、减肥。

竹笋烧鸡条

原料：鲜竹笋 500 克，熟鸡肉 250 克，大葱 2 根，姜 10 克，绍酒 10 克，白糖 2 克，精盐 4 克，味精 1 克，熟猪油 40 克。

制法：

①将鲜竹笋剥去外壳洗净，入开水余煮 10 分钟，漂入清水

1 小时，粗的对剖，切成 4 厘米长的条；熟鸡肉切成 4 厘米长、2 厘米宽的条；姜、葱洗净，姜拍破，葱切段。

②净锅置中火上，下油烧至五成热时，放入笋条煸炒，加鸡汤兑成鲜汤，放入鸡肉条烧开，烹入绍酒，下姜、葱烧至竹笋熟时拣出，下白糖，味精即成。佐餐食，可常食。

功效：清热益气，消脂减肥。竹笋有清热消痰、利膈爽胃、清渴益气的作用，为低脂肪、多纤维食物，能促进胃肠蠕动、助消化，是理想的减肥珍馐。此菜适宜身体肥胖、水肿等症。

竹笋烧鸡条

原料：鸡肉 500 克，白萝卜 600 克，枸杞子 15 克，味精 2 克，胡椒粉 0.5 克，绍酒 6 克，姜 10 克，葱 2 根，陈皮 9 克，盐 4 克，熟猪油 50 克，湿淀粉 5 克，花椒 15 粒。

制法：

①将鸡肉洗净，切成粗条；白萝卜洗净切条；枸杞子、姜、葱洗净。

②炒锅置中火上，放猪油烧至六成热，放入鸡肉煸炒变色，加入鲜汤烧开，撇去浮沫，加绍酒、花椒、陈皮、姜、葱烧至七成熟时，加入白萝卜、胡椒粉烧开后，加枸杞、精盐、味精调味，勾薄芡收汁即成。佐餐食用。

功效：补中益气，化痰利气，消积减肥。

杞鸡烧萝卜

原料：板栗 350 克，鲤鱼 1 条，茯苓 20 克，料酒、盐、酱油、姜片、葱段、大蒜、红糖、味精各适量。

制法：

①鲤鱼去鳞、腮、内脏，洗净，两边各划四刀；茯苓洗净切片。

②板栗煮熟去皮用料酒、盐、酱油、姜片、葱段、大蒜、红糖把鱼腌 20 分钟。

③鱼腹中塞入大蒜、姜片、葱段，下油锅炸黄捞起；板栗入油锅炸 2 分钟，注入清水，烧沸，放入鱼、茯苓用文火烧熟后加味精即可。佐餐食用。

茯苓板栗鲤鱼

功效：清热利湿，减肥。适用于肥胖症。

薏米鸭肉

原料：薏米40克，鸭肉、冬瓜各800克，猪瘦肉100克，生姜15克，葱10克，料酒30克，精盐3克，胡椒粉1克，植物油50克，肉汤1500毫升。

制法：

①将鸭肉洗净入沸水中余去血水，切长方块；猪肉洗净，切长方块；冬瓜去皮洗净，切长方块；姜洗净拍破；葱洗净切长段；薏米洗净备用。

②锅置火上加植物油烧至六成热，下姜、葱煸出香味，注入肉汤、料酒，下薏米、鸭肉、猪肉、精盐、胡椒粉煮至肉七成熟时，下冬瓜至熟。佐餐食用。

功效：体胖者常食可减肥。

赤豆炖鹌鹑

原料：鹌鹑10只，赤小豆50克，生姜、葱各10克，精盐5克，味精、胡椒粉各3克，料酒30克，清汤1500毫升。

制法：

①将赤小豆洗净；姜洗净切厚片；葱洗净切长段；鹌鹑宰杀后去毛、内脏，剁去脚爪，入沸水锅内焯去血水，对砍成两块，清水洗净备用。

②将锅置火上，注入清汤，放入赤小豆、葱、姜、胡椒粉、精盐，烧开后小火慢炖90分钟，放入鹌鹑再炖，至鹌鹑肉烂，入味精调味，拣去姜、葱。佐餐食用。

功效：利水除湿，益气补虚。常服有助减肥。

豆苗虾仁

原料：豌豆苗300克，虾仁200克，生姜末、盐、水淀粉、砂糖、酱油、芝麻油、味精各适量，高汤1杯，料酒少许。

制法：

①虾仁去泥肠，腌在适量的盐及淀粉中；豆苗洗净，沥干水分备用。

豆苗虾仁

②将锅加热，倒入少量植物油，用大火快炒虾仁，然后盛出备用；再用热锅，放油大火炒豆苗，盛入盘中备用。

③把盐、水淀粉以外的调料放容器中搅匀备用。

④热锅放适量油，加入配好的调料与加工后的虾仁、豆苗，很快搅匀，即可盛盘。佐餐食用。

功效：减肥。适用于肥胖患者。

芦笋扒冬瓜

原料：芦笋 250 克，冬瓜 300 克，葱末、姜丝、盐、味精、淀粉各适量。

制法：

①将罐头芦笋放在盘内；冬瓜削皮洗净切长条块。

②入沸水中烫透，凉水浸泡沥水，与芦笋、盐、葱、姜一起煨烧 30 分钟，放入味精，湿淀粉勾芡即可。佐餐食用。

功效：清热利水，滋补健身，减肥。适用于形体肥胖者。

黑木耳萝卜汤

原料：黑木耳 100 克，白萝卜 250 克，盐、味精适量。

制法：

①将黑木耳水泡，去杂质洗净；白萝卜去皮切块，一同煮汤。

②熟烂后放盐、味精食用。每日 2 次，经常食用。

功效：消腻降脂，减肥。适用于肥胖症。

海带薏仁蛋汤

原料：海带、薏仁各 30 克，鸡蛋 180 克，精盐 2 克，味精、胡椒粉各 1 克，猪油 250 克。

制法：

①将海带洗净切成条，将薏仁洗净。

②将二物同入锅内，加入水炖烧至熟烂。连汤备用。

③将锅置旺火上，放油烧热，将搅匀的鸡蛋炒熟，随即将海带、薏仁连汤倒入，加精盐、胡椒粉、味精调味即成。

功效：海带含有丰富的碘，有乌发作用。薏仁含多种人体氨基酸，久服轻身益气，并有一定的减肥作用。

鲤鱼汤	**原料：**鲜鲤鱼1000克，川椒15克，生姜、香菜、料酒、葱、味精、醋各适量，食盐少许。 **制法：** ①将鲤鱼去鳞去内脏，洗净切成小块；葱姜洗净后拍破切段待用。 ②把川椒、鲤鱼、葱同放入锅内，加清水适量，用武火烧开，改用文火熬炖约40分钟后，加入香菜、料酒、食盐、醋、味精各少许即成，吃鱼喝汤。 **功效：**此汤菜以渗水、利湿来消肿，以达到轻身的目的。
萝卜汤	**原料：**白萝卜250克，姜10克，调料各适量。 **制法：** ①将白萝卜洗净、切块，加入姜块、清水同煮，至熟透。 ②加入食盐、味精调味，即可。饮汤吃萝卜。 **功效：**减肥。
赤小豆鲤鱼汤	**原料：**赤小豆150克，鲤鱼1条，调料适量。 **制法：** ①将鲤鱼宰杀、去内脏，洗净后切大块，与赤小豆、适量清水同煮汤。 ②加入料酒、盐等调料调味，待熟即可。 **功效：**减肥。
冬瓜皮蚕豆汤	**原料：**冬瓜皮50克，蚕豆60克，调料各适量。 **制法：** ①将冬瓜皮洗净、切块。 ②与蚕豆一起加水3碗，同煮，煎至1碗，加入盐等调料，即可。 **功效：**减肥。
凤菇豆腐汤	**原料：**鲜凤尾菇100克，水豆腐200克，调料各适量。 **制法：** ①先将凤尾菇去杂、洗净，切薄片，豆腐切成四小块。

凤菇豆腐汤	②在锅中放入油，烧热后放入凤尾菇片煸炒片刻，加入鲜汤、豆腐块、精盐、味精，烧煮至凤尾菇、豆腐入味，撒上葱花，即可。当菜吃。 **功效**：治疗各种类型的肥胖症。
冬瓜豆汤	**原料**：冬瓜100克，红小豆30克。 **制法**： ①先将红小豆洗净，加水，煮至半熟。 ②加入切片的冬瓜，共煮，约1小时，即可。 **功效**：减肥。
荷叶汤	**原料**：荷叶15克，何首乌10克，女贞子5克。 **制法**：在荷叶、何首乌、女贞子中加清水适量，煎服。每天1次，坚持天天饮用，连服2~3个月。 **功效**：本方药性平和，无副作用，久服体重、血脂会慢慢降低。
冬瓜汤	**原料**：连皮冬瓜1个（日用量30克）。 **制法**：冬瓜肉连皮，每日30克，煎汤当茶分数次饮，经常饮用。 **功效**：可治肥胖症。
素蒸饺	**原料**：面粉100克，鸡蛋150克，海米、干木耳各50克，大白菜500克，干粉丝100克，豆腐150克，玉兰片100克，菠菜150克，香油50克，猪油100克，味精15克，酱油50克，精盐10克。 **制法**： ①面粉放入盆中，用80℃的热水烫熟，揉匀。取出晾凉后搓成长条，掐100个剂子待用。 ②木耳泡透洗净，切成碎末。玉兰片、海米均切末。大白菜剁碎，鸡蛋炒熟切碎，豆腐切成末上锅炒透。粉丝泡软后切碎。把上列加工好的原料放入盆中，加酱油、盐、味精、香油、猪油，搅拌均匀备用。

③将面剂压扁，擀成直径7厘米大小的圆皮，打入馅子包起，顺边捏10～13个小褶，放在盆内，上笼蒸7～8分钟，熟透即成。

功效：清热除烦，解渴利尿，通利胃肠，轻身除脂。

三色糯米饭

原料：红小豆、薏仁、糯米、冬瓜子、黄瓜各适量。

制法：

①将红小豆及薏仁用水淘洗干净放入锅内先蒸20分钟。

②然后放入洗净糯米及冬瓜子加水蒸熟，起锅后撒上黄瓜丁即可食用。

功效：具有健脾利水、减肥之功效。

赤豆糯米减肥粥

原料：赤豆、糯米、红糖各50克。

制法：

①将赤豆、糯米浸泡12小时，入锅加水煮烂。

②加入红糖，调匀即成。每日1次，温热服。

功效：健脾养血，消肿减肥，去毒生肌。适用于肥胖症。

什锦乌龙粥

原料：生薏仁30克，冬瓜仁100克，赤小豆20克，干荷叶10克，乌龙草3克。

制法：

①将上述各药洗净，合在一起，放入锅内加水煮。

②熬至豆熟，再放入用粗纱布袋包好的干荷叶及乌龙茶，再熬七八分钟，取出纱布即可食用。每日早、晚服用。

功效：常食什锦乌龙粥可健脾、减肥。

赤小豆粥

原料：赤小豆、粳米各50克，白糖适量。

制法：

①赤小豆挑净杂质，加水煮熟。

②再将洗净的粳米加入煮粥，粥成加入白糖。早、晚各食1次。

功效：常食赤小豆粥可降湿热、消肿利水，也可减肥。

绿豆粥	**原料：**绿豆、大米各 50 克。 **制法：** ①将绿豆淘净，加水煮熟。 ②再加入洗净的大米，煮成粥。早、晚各食 1 次。 **功效：**常食绿豆粥，尤其是夏季可利水消肿、清暑解毒、减肥。
薏仁粥	**原料：**薏仁 100 克，白糖适量。 **制法：** ①将薏仁洗净，放入锅内，加水适量。 ②将锅置武火上烧沸，然后改用文火，等薏仁熟烂后，加白糖即成，随意饮食。 **功效：**健脾利湿。适用于脾虚湿阻型肥胖者。
青豆粥	**原料：**青豆 50 克，籼米 100 克。 **制法：**取青豆 50 克，煮烂，加米适量，煮粥食用。 **功效：**健脾祛痰，减肥。
黄豆减肥粥	**原料：**黄豆 30 克，绿豆 30 克，大米 100 克。 **制法：**将黄豆、绿豆洗净，同大米加入水一起煮粥。经常服用。 **功效：**健脾养胃，消脂减肥。适用脾虚水肿、肥胖患者。
乌龙粥	**原料：**生薏米 30 克，冬瓜籽仁 100 克，绿豆 20 克，干荷叶 20 克，乌龙茶 10 克。 **制法：** ①先将干荷叶、乌龙茶用粗纱布扎紧。 ②再将生薏米、冬瓜籽仁、绿豆洗净，放入锅内，加水共煮，至豆熟，放入干荷叶和乌龙茶的纱布包，再煮约 10 分钟，取出纱布包、即成。可当早、晚餐。 **功效：**健脾利湿，治肥胖症。

八、贫血

1. 贫血的饮食调养 依照发病率的高低，贫血可分为缺铁性贫血、再生障碍性贫血、巨幼红细胞性贫血和缺铜性贫血。此外，维生素 B_6 缺乏也可造成低色素性小细胞性贫血。目前，严重贫血的发病率已显著减少，但轻度贫血的发病率仍然很高。

引起贫血的原因,常见的有以下几种:先天性铁、铜不足;因辅食添加过晚、挑食、偏食、厌食、拒食、消化不良而致多种营养素摄入不足；骨髓造血功能降低或障碍;某些慢性疾病等。贫血可严重影响小儿的生长发育和身高增长。

针对上述病因，贫血的防治应从以下几方面入手：

（1）从母亲孕期开始，尤其是孕晚期应注意摄取含铁、铜丰富的食品，如已发现贫血，应及时补充铁剂、铜剂。

（2）婴儿要及时合理地添加辅助食品,应荤素搭配,摄取适量的水果、蔬菜。

（3）幼儿应努力纠正偏食、挑食、吃零食的习惯,摄取平衡膳食。对于厌食，应找出原因并给予治疗。

（4）双胎儿和早产儿尤应注意上述各点；其他婴幼儿要定期到保健门诊检查，发现贫血及时进行药物治疗和饮食纠正。

（5）缺铁性贫血和缺铜性贫血患儿应增加富含铁、铜的食物，并宜供给富含维生素 A、维生素 C 的食物，以促进食物中铁、铜的吸收利用。

（6)再生障碍性贫血儿应以高蛋白、高维生素、高矿物质饮食为主，如肉类,鱼类，蛋类，动物肝、肾及各种水果蔬菜。同时还应根据不同体质选用不同的食物，如气虚、阳虚患儿应取食有助于益气温阳的桂圆、荔枝、红枣、鹌鹑、羊肉等食物；血虚、阴虚患儿应取食有助于养血滋阴的胡萝卜、枸杞、鸡肝、葡萄、银耳、鸡蛋、兔肉、牛奶、甲鱼、乌骨鸡等食物。急性病症宜取清凉、清淡饮食；慢性病症可取用健脾消积的食疗药品，如山药、山楂、莲子、鸡内金等，以促进消化与吸收。

（7）巨幼红细胞性贫血儿，应摄取富含叶酸和维生素 B_{12} 的食物；低色素性小细胞性贫血儿应注意摄取富含维生素 B_6 的食物。

2. 贫血防治食谱

枸杞红枣蛋

原料：枸杞子 15 克，红枣 10 枚，鸡蛋 1 ～ 2 个。

制法：将枸杞子、红枣、鸡蛋文火共煮约 60 分钟。吃蛋饮汤，顿服，每日 1 次。

功效：适用于年龄稍大的贫血患儿。

蒸鸭血

原料：鸭 1 只，食盐适量，黄酒 10 毫升。

制法：活鸭 1 只取血，酌加食盐、清水搅匀，隔水蒸熟后入黄酒 10 毫升，再蒸 5 分钟可服。连服 4 ～ 5 次。

功效：适用于面白肢冷的贫血患儿。

蒸甲鱼

原料：活甲鱼 1 只，山药 30 克，桂圆 15 克，盐适量。

制法：取活甲鱼 1 只，沸水冲烫促其排尿，再剖腹去肠杂，洗净。将山药切片、桂圆去核共入鱼腹，文火隔水蒸约 2 小时，加盐调匀后分次服。

功效：适用于体倦乏力的贫血患儿。

炖鸽肉

原料：乳鸽 1 只，太子参 15 克，当归 10 克，盐适量。

制法：将乳鸽去毛及肠杂，洗净后与太子参、当归文火煨炖至鸽肉烂熟，加盐调味，吃肉饮汤。

功效：适用于体质虚弱的贫血患儿。

炖乌骨鸡

原料：雄乌骨鸡 1 只，陈皮、良姜各 10 克，胡椒 3 克，大葱适量。

制法：将雄乌骨鸡按常法杀后洗净斩块，再取陈皮、良姜、胡椒、大葱加水共炖熟。分次吃肉饮汤。

功效：适用于气血双亏的贫血患儿。

炖猪骨

原料：猪（羊）骨 250 克，枸杞子 15 克，红枣 15 枚（去核），黑豆 30 克，盐适量。

炖猪骨

制法：将猪（羊）骨砸碎，与枸杞子、红枣（去核）、黑豆共炖熟，加盐调味，去骨服。2日1次，宜常服。

功效：适用于肝肾阴虚的贫血患儿。

枣菇蒸鸡

原料：净鸡肉150克，红枣20克，香菇（水发）20克，湿淀粉6克、酱油、盐、味精、料酒、白糖、葱、姜、麻油、鸡清汤各适量。

制法：

①将鸡肉洗干净，切成3.3厘米、2.5厘米厚的肉条；红枣、香菇洗净后备用。

②将鸡条、香菇、红枣放入碗内，加入酱油、盐、白糖、味精、葱、姜、料酒、鸡清汤和湿淀粉，拌匀，上笼蒸（或隔水蒸）13分钟，蒸熟后取出，用筷子拨开，摊入平盘，淋上麻油。佐餐服食。

功效：补脾胃，补肝肾，养血补血。适用于贫血、消化不良、乏力等病症。

兔肝米汤

原料：兔肝5具。

制法：将兔肝焙干研末。1岁幼儿3克，每日3次，米送服。增1岁，加服1.5克。

功效：可滋阴补血。

木耳红枣汤

原料：木耳30克，红枣20克，红糖适量。

制法：将木耳、红枣按常法共煮熟，加红糖调味服。

功效：适用于阴虚内热的贫血患儿。

红枣黑木耳汤

原料：黑木耳15克，红枣15枚。

制法：将黑木耳、红枣用温水泡发放入小碗中，加水和冰糖适量，再将碗放置蒸锅中，蒸1小时。每日2次，吃木耳、红枣，喝汤。

功效：清热补血。适用于贫血患儿服食。

生血牛筋汤	**原料**：补骨脂 10 克，鸡血藤、牛蹄筋各 50 克。 **制法**：将鸡血藤、补骨脂、牛蹄筋共放砂锅中，加水 300 毫升，以文火炖煮 50 分钟，至牛蹄筋熟烂即可。饮汤，食蹄筋。 **功效**：补肾生髓，养血通脉。适宜于再生障碍性贫血、白细胞减少症、血小板减少症及其他骨髓造血功能减退等病症。
豆腐猪血汤	**原料**：豆腐 250 克，猪血（羊血、牛血亦可）400 克，大枣 10 枚。 **制法**：先将大枣洗净，与豆腐血同放入锅中，加适量水，置火上煎煮成汤。饮汤，食枣。15 日为 1 个疗程。 **功效**：补血。
黄豆芽猪血汤	**原料**：黄豆芽、猪血各 250 克，黄酒及调料各适量。 **制法**： ①将黄豆芽去根洗净；猪血划成小方块，用清水漂净备用。 ②锅内加油少许烧热，爆香蒜茸、葱花、姜末，下猪血并烹入黄酒，加水煮沸，放入黄豆芽，煮熟，再调入味精、精盐即可。随意服食。 **功效**：润肺补肾。适用于血虚头晕及缺铁性贫血。
大豆猪肝汤	**原料**：大豆 100 克，猪肝片 100 克。 **制法**：将大豆加水煮至八分熟，入猪肝片共煮熟，调味，随量食用。 **功效**：可益气养血。
牛筋红枣汤	**原料**：牛筋 50 克，大红枣 10 枚。 **制法**：将牛筋入沸水中泡软，切碎，与大红枣加水共煮熟，调味随量服。 **功效**：可补肝养血。可用猪皮、猪蹄筋代牛筋。
红枣兔肉汤	**原料**：红枣 15 枚、兔肉 200 克。 **制法**：将红枣去核、兔肉洗净切块，隔水蒸熟，随量食。 **功效**：可双补气血。

| 姜汁鳝鱼饭 | 原料：黄鳝肉 100 克、姜汁 10~20 毫升、粳米适量。
制法：将黄鳝肉、姜汁、粳米适量共煮饭。每日 1 次，宜常服。
功效：可双补气血。 |

| 生炒糯米饭 | 原料：糯米 250 克，赤豆、红枣、龙眼肉各 25 克，白糖 150 克，熟猪油 50 克。
制法：糯米淘净滤干水，等猪油烧至四成熟时，倒入翻炒，再入赤豆、红枣、龙眼肉、白糖拌匀，加适量水，武火煮沸，再翻炒至水干，最后用筷子在饭上戳几个小洞改文火焖 20~30 分钟。当主食吃。
功效：益气补血。适用于消化不良、贫血等症。 |

| 鸡肝粥 | 原料：鸡肝 1 具，植物油少许，粳米 50 克。
制法：将鸡肝剁成泥，加少许植物油略煸炒；将粳米按常法煨粥，粥成时入肝泥再煮数沸，加盐调服。
功效：可双补气血。 |

| 羊骨红枣粥 | 原料：羊胫骨 2 根，红枣 10 枚，粳米 50 克，糖或盐适量。
制法：将羊胫骨敲碎取髓，红枣去核，与粳米加水共煨薄粥，加糖或盐调服。
功效：适用于贫血、便秘、血小板减少性紫癜患儿服食。 |

| 菠菜粥 | 原料：粳米 50 克，新鲜菠菜末 50 克，盐适量。
制法：将粳米按常法煨薄粥，粥成时撒入新鲜菠菜末现煮沸，加盐调服。
功效：适用于食欲不振、大便干结的贫血患儿。 |

| 三味粳米粥 | 原料：桂圆肉、炒枣仁、芡实 10 克，粳米 100 克，冰糖适量。
制法：将桂圆肉、炒枣仁、芡实、粳米共煨薄粥，粥成时酌加冰糖调匀，日内分次服。
功效：适用于心脾两亏的贫血患儿。 |

枸杞肉肾粥

原料：枸杞子100克，羊肝1具，羊肉50克，粳米250克，调味品适量。

制法：取枸杞子、羊肝（切细）、羊肉（切细）、粳米、调味品适量，加水共煨粥，分次服。

功效：适用于脾肾阳虚的贫血患儿。

猪血粥

原料：猪血100克，鲜菠菜适量，粳米100克，盐、味精、葱、姜适量。

制法：先将猪血放沸水中稍煮，然后捞出切成小块，再将菠菜洗净，放入沸水中，略烫数分钟，捞出后切细，同猪血块、粳米煮粥，粥熟后放入调味品即可。供早、晚餐温热服食。

功效：养血，润燥。适用于贫血。

黄芪鸡汁粥

原料：母鸡1只（重约1000～1500克），黄芪15克，粳米100克。

制法：将母鸡剖洗干净浓煎鸡汁，将黄芪煎汁，每次以粳米100克煮粥。早、晚趁热服食。

功效：益气血，填精髓，补气升阳，固表止汗。适用于久病体虚、气血双亏、营养不良的贫血患者。

宜忌：感冒发热期间宜停服。

动物肝粥

原料：动物肝（猪肝、羊肝、牛肝、鸡肝均可）100～150克，粳米100克。葱、姜、油、盐各适量。

制法：将动物肝洗净切成小块，与粳米、葱、姜、油、盐一起加水约700毫升，煮成粥，待肝熟粥稠即可食。每日早、晚空腹趁热顿食。

功效：补肝，养血明目。适用于气血虚弱所致的贫血、夜盲症、疳眼、目昏眼花等。

鸡汁粥

原料：母鸡1只，粳米100克。

制法：将鸡剖洗干净，浓煎鸡汁，以原汁鸡汤分次同粳米煮粥，先用旺火煮沸，再改用文火煮至粥稠即可。每日早、晚餐，温热服食。

功效：滋养五脏，补益气血。

宜忌：伤风感冒或发热不宜食用。

小米龙眼粥

原料：龙眼肉30克，小米50～100克，红糖适量。

制法：将小米与龙眼肉同煮成粥；待粥熟，调入红糖。空腹食，每日2次。

功效：补血养心，安神益智。适用心脾虚损、气血不足、失眠健忘、惊悸等症。

莲子龙眼粥

原料：莲子15克，龙眼肉10克，糯米30克。

制法：将莲子、龙眼肉、糯米同煮为粥。温热食。每日2次。

功效：补心脾，益气血。适用于失血性贫血。

猪肝菠菜粥

原料：猪肝、小米各100克，菠菜150克，盐、姜、葱适量。

制法：将猪肝切片，菠菜洗净去根切段，大米淘净；先煮大米成稀薄粥，然后放入肝和菠菜，放少许葱花、姜片及盐，至猪肝熟即可。饮粥吃肝及菜，每日1～2次。

功效：补肝养血，明目。用于肝阴血不足所致的贫血、夜盲症。

宜忌：不宜食病猪及变质的肝；泄泻者不宜食。

大枣糯米粥

原料：羊胫骨1根，大枣50克，糯米100～200克，红糖适量。

制法：将羊胫骨洗净砸碎，煮汤取汁，再将洗净的糯米、大枣放入羊胫骨汤汁中煮粥，粥熟后加入红糖调食。每日分2次服，温热食，连服15～20日。

功效：益精血，补脾胃。适用于贫血、再生障碍性贫血、血小板减少性紫癜患者服食。

鸡肝豉姜粥

原料：鸡肝1～2具，小米100克，豆豉、生姜、盐适量。

制法：将鸡肝洗净，切片或块；先煮小米，加入豆豉及生姜，后入鸡肝，将熟时放入盐、味精等调味品，稍煮即成。每日分2次服，温热食。

功效：补肝养血，和胃明目。适用于肝血不足所致的两目昏花、夜盲等症。

牛蹄筋粥

原料： 牛蹄筋、花生米各 50 克，糯米 50 ~ 100 克。

制法： 将牛蹄筋及糯米洗净，牛蹄筋切成小块，与糯米、花生米一并入砂锅，加水适量，煮成蹄筋及花生熟烂、米开汤稠即可。饮粥，吃蹄筋及花生。

功效： 补气养血。适用于贫血及白细胞低下患者服食。

猪皮红枣羹

原料： 猪皮 500 克，红枣 250 克，冰糖适量。

制法：

①将猪皮去毛，洗净，切小块；大枣洗净去核备用。

②将猪皮块与大枣置铁锅中，放入冰糖和清水，旺火烧开后用文火炖成稠羹。佐餐食用。

功效： 补血美容。可作为血小板减少性紫癜、牙龈出血、血友病、缺铁性贫血等症的辅助食疗调养品。

桂髓鹑羹

原料： 鹌鹑肉 90 克，猪脊髓 30 克，桂圆肉 60 克，冰糖 6 克，桂花 3 克，调料各适量。

制法：

①将鹌鹑肉洗净，切成小块，用开水余透去腥味。

②将猪脊髓洗净后，余熟除去血筋，捞出盛入碗内，再添入清汤、鹑肉、桂圆肉、冰糖和少许料酒、葱、姜，上笼蒸烂，盛放汤盆，撒上桂花即可。食肉，饮汤。

功效： 补益肝肾，养心和胃。适宜于贫血、营养不良、疲乏无力等症患者食用。